5分钟

每天冥想

即刻的智慧、澄明和宁静

〔美〕萨赫德·西蒙尼 著

郭胜群 译

河南科学技术出版社

·郑州·

美国 Althea Press授权河南科学技术出版社
独家发行本书中文简体字版本。
版权所有，翻印必究。
备案号：豫著许可备字–2020–A–0032

图书在版编目（CIP）数据

每天冥想 5 分钟 /（美）萨赫德·西蒙尼著；郭胜群译 . — 郑州 : 河南科学技术出版社，2020.10
ISBN 978–7–5349–9837–9

Ⅰ . ①每… Ⅱ . ①萨… ②郭… Ⅲ . ①瑜伽—基本知识 Ⅳ . ① R161.1

中国版本图书馆 CIP 数据核字（2020）第 054315 号

出版发行：河南科学技术出版社
　　　　　地址：郑州市郑东新区祥盛街27号　　邮编：450016
　　　　　电话：（0371）65788613　65788629
　　　　　网址：www.hnstp.cn
策划编辑：邓　为
责任编辑：任燕利
责任校对：吴贯一
封面设计：张　伟　李　霓
责任印制：朱　飞
印　　刷：河南新达彩印有限公司
经　　销：全国新华书店
开　　本：787 mm×1 092 mm　1/24　印张：11　字数：200千字
版　　次：2020年10月第1版　　2020年10月第1次印刷
定　　价：48.00 元

如发现印、装质量问题，影响阅读，请与出版社联系并调换。

这是一部给予爱和宽容的读本，相信它能让您了解，每个人都值得通过努力达到自在无碍 。愿世间生灵皆得喜乐！

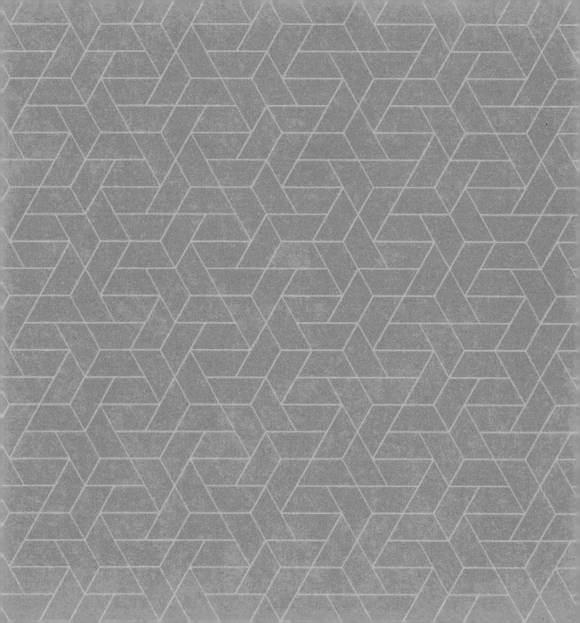

目 录

回归心灵之旅

感谢您捧起此书，并向着身心和谐之路迈进。我很荣幸能够在您追寻更深层次的安宁和智慧的旅程中为您保驾护航。

我叫萨赫德·西蒙尼。我的身份是一名冥想教师和教练，工作重点是冥想心理治疗，而之前，我是一家国际高级时尚杂志的创意总监和联合创始人。杂志的成功也让我的生活方式慢慢改变：结识了更多的名流人士，参加更多的聚会，过上流社会的生活。在外人看来，我已经完全变身为成功人士。

然而，在内心深处，一直有什么东西在渴求关注和帮助。每天早晨，我都会感到胸口有一丝丝疼痛。然而我并没有去理会它，而是试图用更多的工作、聚会、镇痛药和酒精来分散注意力。尽管我尝试了多种办法来祛除疼痛，但是它依旧周而复始地困扰着我。

之后，毫无预兆地我就被公司炒了鱿鱼。一天之内，我为之奋斗的一切，长久以来努力得来的成功，我认为真实且永恒的一切，通通消失了。仅存的只有我一直试图忽视的如乱麻般的内心。我仿佛被禁锢在一个可怕的地方，那里阴森黑暗，让人惶恐不安，还有那最要命的孤独。

我感到前所未有的空虚和孤独。一切对我来说毫无意义。我感到无比的抑郁。心理的罪恶感、羞愧和对未来的恐惧使我想到了自杀。

五年时间，我多次去印度和尼泊尔学习治疗我的抑郁症。我与冥想老师、治疗师、科学家和心灵导师一起学习，在他们的帮助下，我更加了解我的心理状况，并且学会如何应对自己的经历。但是，那段时间里，最重要的旅行经历并没有让我见识到世界的另一面，而是让我回归我迷途已久的本心。

我的疗伤之旅既漫长又艰辛，但你却不必如此大费周章。你不需要到海外旅行，也不需要漫长的精神静修让心灵更加通透。你随时随地都可以，每天只需花几分钟的时间停下来，去观察、去感知、去反省，着眼当下，休憩一会儿。

借助此书，我邀你，在接下来的一年里每天都让自己更趋向本心，此书为你提供365种简单冥想，包括调息、唱诵、沉思、肯定和观想。尽管这本书是按照年历的方式设计的，但它丝毫不妨碍你从任何一天开始练习。最好从现在就开始。你可以选择最适合自己的方式进行冥想练习。每个练习都可以在5分钟内完成，任何时候、任何场合都可以。你选择何时何地进行练习并不重要，重要的是你选择了去做。

每天与心灵相系，你也会学会如何和自己的心灵交朋友。心灵是痛苦和幸福的催化剂。我们生而为人，痛苦和快乐都是我们的人生经历中不可或缺的一部分。但是也正是我们的心灵告诉我们，我们过往的经历催生了无尽的痛苦。

这本书中的冥想练习可以帮你看到并更好地理解你思维的内在运作。在传统意义上，冥想是一个简单而又全神贯注的过程，它改变了我们与自己和周围环境的关系。它使我们挣脱心灵内部混杂无序的束缚而更好地体验当下。我们认识到，我们所经历的一切并不能定义我们的生活或我们是谁，而只是过去的一部分。我们知道，我们心情的变化就像四季的流转一样，无论我们内心是晴空万里还是阴雨连绵，我们都可以回归到最平静、最柔软的内心深处。我们的内心孕育了宽广的胸怀、无所畏惧的勇气和愉悦的心境，而这些又让我们更有真知灼见，更易宽恕他人和给予爱。

我不能保证你以后不会再经历艰难、痛苦，但是我可以保证，只要你每天花五分钟，你就可以慢慢不再受那些恼人思绪的叨扰，并回归平静的内心，生活充实美满。

欢迎踏上回归心灵之旅

一

开始

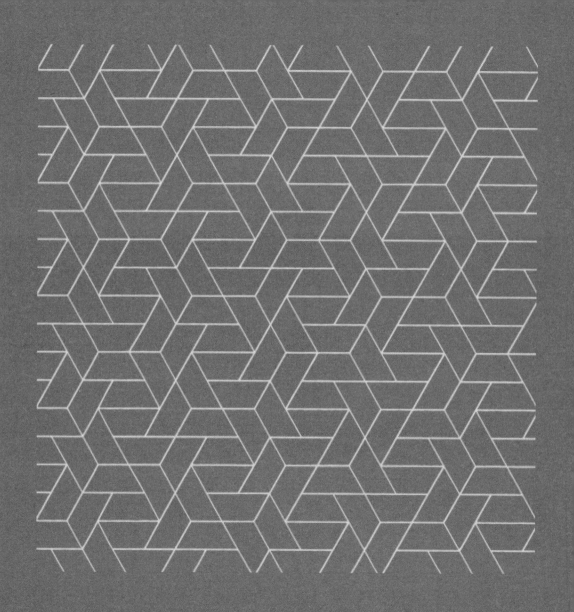

1月

重来

1

1月

忘掉过去

"今天我选择

从我的过去中解脱出来，并内心愉悦，

但愿这能打开我的心扉，让我体验生命的精髓，并发挥我的力量。"

一整天都要心存此念，并观察全宇宙对你的反馈。

2

1月

承担责任

我们经常做我们不想做的事。当我们对自己所做的选择感到不满意时，我们就会埋怨生活和他人。相反，如果你能为你即将展开的生活担负起责任，即使你不喜欢这个世界也不再埋怨，那么你的人生又会变成什么样呢？

尽你所能有意识地以这种方式重建你的心态。如果你发现偏离了方向，开始怨天尤人，那就原谅自己，然后重新开始——一次又一次——无论你需要重复多少次。

3

1月

可预测的思绪

即便没有你的帮助，思绪依然可以自行运转。

所以你只需待在一旁，观察思绪即可。

4

1月

你是谁?

假设你不再是当下的你。你无须考虑你在工作中的角色,或在家庭中的角色如孩子、兄弟姐妹、父母。你不再被过往的痛苦和伤害所左右。

你现在是谁? 让生活给你答案。

5

1月

就在这里

我们内心的善良和爱永远与我们同在——就像呼吸一样与我们同在。

6

1月

重生宣言

"今天我决定以完全不同的方式重生，我相信内心的力量，能够使我获得坚韧和睿智。"

7

1月

更睿智

进入思想的间隙和呼吸的间隙，在那里，你可以发掘自身潜能，并与心灵相偎相依。也正是在那里，诞生了超乎你想象的睿智。

1月

避难冥想

找到一种舒适的冥想姿势———一种既可以让你清醒又可以让你感到放松的姿势，比如端坐在一张舒服的椅子上，双手平静地放在膝上。轻轻地闭上眼睛，做几次深呼吸，使身体回到冥想状态。

现在想象眉毛和脊椎底部之间有一个连接线，把冥想的焦点放在这条连接线上。无论何时，只要你发现你的思想徘徊，就温柔亲切地让它再次聚焦在这条线上。保持这个姿势5分钟。

一整天都把这条线当作你的避难港。当你感到与自己脱节时，再次在脑海中想象这条线。

9

1月

不要分散注意力

你不能同时生活在过去和现在，尊重过去给你带来的影响，并以开放的心态去迎接现在和未来所有的可能性。保持注意力高度集中，不要胡思乱想，并试着让过去和现在和谐共处。

10

1月

融合而不是孤立

生而为人，你自然而然会去深爱他人、帮助他人、认识更多的人。但是，当你有冲动去爱他人时，你总是囿于过去的习惯，将自己孤立起来。在呼吸的帮助下，你会更容易与内心结盟，并注意到过去你选择孤立而不是融合的时刻，意识到这一点你就会做出截然不同的决定。

1月

用唱诵带来全新的开端

深呼吸，把注意力放在呼吸上片刻，然后把思想和呼吸合二为一。

吸气，在心中说: 我承诺以一个初学者的心态去面对一切。

呼气，在心中说: 我选择带着好奇心去迎接新的一天。

吸气，在心中说: 我选择拥抱新的可能性。

呼气，在心中说: 我选择保持好奇。

吸气，在心中说: 我选择去发现我之前忽略的细节。

呼气，在心中说: 我选择不去比较现在和过往。

12
1月

给别人带来好运

今天让一个不经意的善念举动成为别人的小幸运。

13
1月

自我肯定

与自己接触越多，就越接近事实真相。

14
1月

慈爱冥想：耐心

慈爱冥想，是对被称为metta的经典佛教冥想的改编。

首先，把注意力放在呼吸上,感受呼吸进入身体，并在心中重复以下话语：

> 愿我有耐心。

> 愿我对我的家人有耐心。

> 愿我对所接触的人保持耐心。

现在注意你的感受。当你开始感到不耐烦的时候，一整天都要重复这项练习。

15

1月

发现自己内心的蓝图

我们每个人心中都有梦想生活的蓝图。我们要做的就是揭开这个隐藏在心中的蓝图并在它的指引下生活。是什么让你觉得活力无限？放手去做吧，它将引导你走向下一步，下一步，再下一步。

16

1月

决心改变

"今天我不会再做让人烦忧之事，我会训练我的思绪，我不会再让消极思想占据上风。今天我能做出改变，今天我一定要改变！"

17
1月

开 放 式 专 注 冥 想

首先要确保你的姿势是舒适和放松的，轻闭双眼，或者静静凝视前方。

通过几次深呼吸，让自己尽快进入这种状态。

打开你的意识领域，让新的"眼睛"来观察你的思想动向，让思绪轻轻地来、轻轻地走，客观地观察你的思想，这样你就可以找到你和你的思想之间的距离。

18
1月

做 选 择

要么被动地落入恐惧的陷阱无法自拔，要么主动地打破恐惧的死循环。

19

1月

我们都从中受益

个人的心灵治愈也会帮助周围的人治愈。

20

1月

身体扫描冥想：腹部

首先关注呼吸进入身体的感觉。

现在把注意力集中到腹部。也许你会感到饥饿，然后你想到了什么事？也许你感觉到了消化，然后你又想到了什么事？

关注腹部的感觉，即使没有感觉，也要关注。

开始认真体会腹部的感觉，每呼吸一次，都要仔细感受腹部的变化。

21

1月

———

确认个人责任

"今天我要停止消极的内心体验，我选择不再自我憎恨，不再无意识地憎恨他人，也不会因没有达到社会'优秀'的标准而感到内疚。

我知道，我越受这些思想的困扰，我离真相就越远，是时候和内心所有的噪声说再见了。我已经受够了，我要尽力去克服。我会倾听内心的声音。"

22
1月

发挥自己的力量

如果你对自己的期望更高一些，会发生什么？今天你能否放弃过去让你力量尽失的局限性信念，做一件让你活力无限、无比强大的事情？你就是你唯一的限制。

23
1月

天然的洞察力

你知道真相和谎言的区别。

24

1月

———

微妙但有力

今天，注意你的冲动，并要意识到过去让你激动、困惑、不耐烦的旧思维模式。也许你会对你爱的人发脾气，或者迁怒于某个同事。

或者当你每天下班后遇到交通堵塞时，你会变得愤怒。

记住，当这样的思想冲动再次出现时，你还是有办法的。依靠呼吸，放缓速度，你就可以顺利进入刺激和反应的间隙，在那里你也就更容易找到应对之策。

25

1月

———

与过去和平相处

与过去所经历的一切和平相处。

26
1月

回家的路

每天你都要往返于思想和心灵之间，放下不开心的想法和一切消极的情绪，回归到心灵的大本营。

27
1月

你不是

当你陷入对自己或他人的消极想法或情绪中时，你就与真相脱节了。

你不是你的思想，你是思想的倾听者。

你不是你的情绪，你是情绪的观察者。每当你察觉到自己被消极的情绪所纠缠时，这就是一个信号，提醒你需要重新调整真实的自我，感受身体的呼吸并回归当下。

28

1月

你的经历成就了你的人生

借此机会，好好观察你的经历，并不断告诉自己，开启新的人生篇章。

29

1月

自我和我

花时间独处——不受别人干扰或尝试逃避孤独——这样你才能真正走进内心深处。真正的孤独是一个契机，让你有机会去审视你和他人的联系。真正的孤独亦是神圣的时刻，你可以将你的身体和心灵完美融合。

30

1月

感受事实

不要把自己和过去发生的事情联系在一起，以为那样过去就真实可触了。对"美好过去"的念念不忘，或是对消极记忆的耿耿于怀，都会让你远离真相。真相就是你此时此刻所经历的。

花几分钟的时间来把握当下。一个简单的方法就是对自己说，"现在我……"。例如，如果我在洗衣服，我就告诉自己，"现在我在洗衣服"。

31

1月

超越思绪

若无烦事在心头，便是人生好时节。好好珍惜美好时光吧，当你与当下合而为一，你就能获得超乎想象的美丽、富足、创造力和无限潜力。

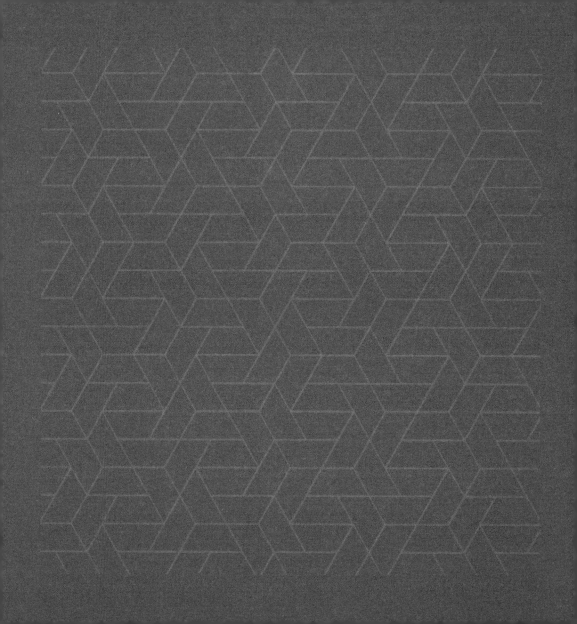

2月

自爱

1

慈爱冥想：爱

首先，感受呼吸进入身体的感觉，然后轻轻重复以下话语：

愿我是爱。

愿我付出爱。

愿我得到爱。

现在注意你的感受，要不断重复此项练习，不断提醒自己爱的意图。

2

2月

不带个人感情

看待事物不带个人感情是可能的。

3

2月

你的梦想至关重要

作为成年人，我们可以忘记自己的梦想，我们亦可以再次憧憬梦想。你的梦想是什么？你是否认为你的梦想至关重要？你的梦想之所以至关重要，是因为梦想可以激发你的潜能，这也是你现在所做的事情。

即使你的梦想让你觉得遥不可及，只要你记住你现在在这里读这些话，这件事本身就非常神奇。你就是你的梦想！你的人生已经是一个奇迹了！

4

2月

挣脱牢笼

当你和别人打交道的时候，不要被你的假想所左右。相反，你要以初识者的心态去面对它们，不要带着无意识的偏见去审视它们。

5
2月

你内心的魔力

在你的生活中，什么人、什么地方、什么事情唤醒了你内心的魔力？

你可能会发现以下三种方法对你有用：轻轻地呼吸，在身体里感受呼吸，

然后找寻答案。

现在问问你自己：我怎样才能和可以唤醒我的人、事和地方相处得更久一些？

6
2月

镜子

当你看到自己优点的时候，你也能看到别人的优点。永远不要忘记：

人之初，性本善。

7

2月

———

做一块磁铁

人们会很自然地被那些内心平和、与人为善之人所吸引，这些优秀的人拥有智慧和优雅，我们应该追随他们的脚步。

你也要争取成为这种人，做一个传播平和的人，不论做什么事情都不以物喜、不以己悲。平静呼吸，内心平和，平静生活。

8

2月

———

我们一样优秀

如果需要，就大胆寻求帮助吧，不要在意别人怎么看你，你就是别人的榜样，鼓励别人也这样做。

9

2月

只有一种治愈办法

治愈的第一步都是艰难的，但是唯有你才能治愈你自己。每天做一件有助于治愈的事情。你总能为自己做一件事，你知道你可以的。

下面是一些建议：洗个澡。深呼吸几分钟。给一个好朋友打电话。听听你喜欢的音乐。去书店，看一本自己喜欢的书。给自己买束花。上一节瑜伽课。小憩一会儿。绕着街区走一走。看5分钟杂志。

今天你能为治愈自己做些什么？

2月

为顿悟时刻雀跃

当你经历了一个美好的时刻，内心的美景变得安静，内心的批评消失，为自由而欣喜吧。高兴吧，因为你相信你心中的故事。高兴吧，因为你比昨天更有智慧。高兴能将你与自己的身体及当下重新联系起来。

2月

性治疗

把你所有的注意力都放在你的性器官上，深呼吸几次，感受欢愉时刻。现在在心中重复："我释放所有的耻辱、内疚和恐惧。我迎接爱和仁慈。"

12
2月

你真的在聆听吗？

在这里你要用心认真聆听，而不是用耳朵或者思想去听。当你在听别人说话的时候，你是否一边听一边想怎样回应他们？如果是这样的话，那你就没有真正地聆听。

认真感受呼吸，然后仔细聆听别人讲话吧！

13
2月

启迪的目光

别人怎样看待你，你并不清楚。而你对自己的看法往往基于自己的过往，而过往并不真实。你的内心是如何看待你自己的，这才是事实真相。

14

2月

不要胆怯

每一次你羞于表现你美好的内在品质的时候，你就阻断了你的奇迹之路。当你下次想打电话对某人说"我爱你"的时候，不要退却，大胆地去表达。当你想对街上的路人微笑的时候，不要羞涩，勇敢地展现你的笑容吧！当你想结识陌生人的时候，不要犹豫，大胆地去搭讪吧！

15

2月

你有一笔财富

你希望别人怎么样记住你？当你失去了你现在所依靠的一切生活来源——工作、金钱、衣服等，你要怎样活下去？你爱的深度就是闪耀的财富。今天你会怎样去爱呢？

16

2月

珍惜所有情谊

愿你所有的伙伴、朋友、爱人都可以开诚布公，坦诚相待。不要认为朋友间一切都是理所应当的，应以诚相待，互相尊重。愿你知晓是什么让友谊地久天长！

17

2月

倾听心灵之歌

今天试着去探索心灵之事。

依靠呼吸和爱的意念支撑，问问自己"我的心灵需求是什么"，并找寻答案。

18
2月

坐式呼吸意识冥想

选择一个舒适的座位，保持脊柱直立、放松，静静凝视前方，或闭眼。把手放在舒适的位置上。

开始把注意力从思维转向感受呼吸的内在力量上，感受呼吸进出身体，练习5分钟。如果你发现注意力转移到思想上了，请立即转回到呼吸上。

当你完成这项练习之后，花点时间关注一下内心的感受。例如，你是否感受到了心跳？或注意到身体某处痒？你热吗？你注意到你的呼吸了吗？关注你身体的一切感受。

19
ₒ月

自我接纳宣言

"我爱并接纳我自己。"

20
ₒ月

亲爱的难相处的人

今天，我要对我生命中所有难相处的人说，"谢谢你帮助我磨炼了我的内在品质：怜悯、友善、勇气和冷静。我爱你，也敬重你，我在尽我最大努力与你们相处"。

21

对朋友的肯定

今天我为那些让我发现自己优点的朋友祈愿，虽然我们一开始并不被看好，或者我们的关系一度破裂，被人认为不值得。

今天我为深爱我的朋友祈愿，谢谢你教会我优雅，帮我解开心结。

今天我为那些聪明、睿智、勇猛的朋友祈愿，是你们激励我变得越来越好。

今天我为那些鼓励我探索内心未知领域的朋友祈愿。

今天我为那些欣然接受我的不完美的朋友祈愿。

今天我为那些让我发现自己富有同情心的朋友祈愿。

22

2月

从我到我们

为他人的利益所做的无私的行为是一种意义深刻的、敞开心扉的行为。慈悲、利他的行为告诉我们，我们与所有的生命都是紧密相关的。今天为他人做点什么吧。关注心扉的敞开，即心灵相通的感觉。

23

2月

帮助我们治愈的人

当你遇到一个可以不断帮你磨炼品质的人——一个帮助你走出幽暗的低谷、走向光明的人，一个能够在寂静的内心深处与你相遇的人，一个和你有着同样的愿望，想要提升自己、改变世界的人——那就请与他们亲密联系、交相辉映吧。

24

2月

身体扫描冥想：心脏中枢

选择一个舒适的坐位，或者如果你喜欢的话，可以躺着。

从深呼吸开始。

平静呼吸，呼气的时候，释放所有的紧张。

把注意力集中在胸部和心脏上，试着探索这一区域，你可以觉察到什么情感？

在心中感受怜悯，感受温暖，感受心扉的打开。

带着一颗关爱和开放的心，每呼吸一次，让所有情感回归本原。让情感轻轻地来，轻轻地走。

25

2月

有趣是好事

生命就是一个极大的奇迹，我们只需按照生命的轨迹走下去即可。多和激发你潜力的人结交——他们会带你体验新事物，帮你打破旧习惯，让你开怀大笑，用真心对待你。让每一天都有意义，每一天都为生活增添新事物。最重要的是，如果你知晓人生的运作法则，那么请无私地分享给每一个人吧，因为幸福生活的秘诀在于给予。

26

2月

当前的情况

你与当下的关系决定了你是谁。它会告诉你你的真实情况。

27

2月

勇气的召唤

今天，问问自己怎样才能不再仇恨。也许仇恨只是表现为你对自己的某些方面的一种感觉，它的影响大到整个世界，小到社区家庭。今天，你有没有什么不同的方式来激发自己或他人的同情心和勇气？

今天你就是改变的一部分。

今天你有勇气积极改变，

有勇气说不，

有勇气承担责任，

有勇气从错误中吸取教训，

有勇气道歉，

有勇气放下过往，

有勇气帮助别人，

有勇气兑现你的承诺，

有勇气寻求别人的帮助，

有勇气爱自己，

有勇气活得正直，

有勇气改变成见，

有勇气心怀更大的梦想，

有勇气做自己，

有勇气发声，

有勇气打开心扉，

有勇气以身作则。

28

2月

真正的你

我们天生都是合格的演员，所说所做别人都深信不疑，以至于我们常常相信我们每天善意地说的关于我们真实感受的谎言。有多少次你被问"你好吗？"而你本来并不好却用"我很好"来回答？

虽然很多时候我们身不由己，不得不参与社交和职业，但是重要的是，我们要清楚地知道我们呈现给世界的面孔之下那真实的感觉。

花几分钟时间来问问你自己，你真的感觉好吗？经常审视自己，当我们真实地面对自己，放弃惯常的表演时，才能清晰地认识自己。我们只有充分了解自己，才能成为我们需要成为的人。

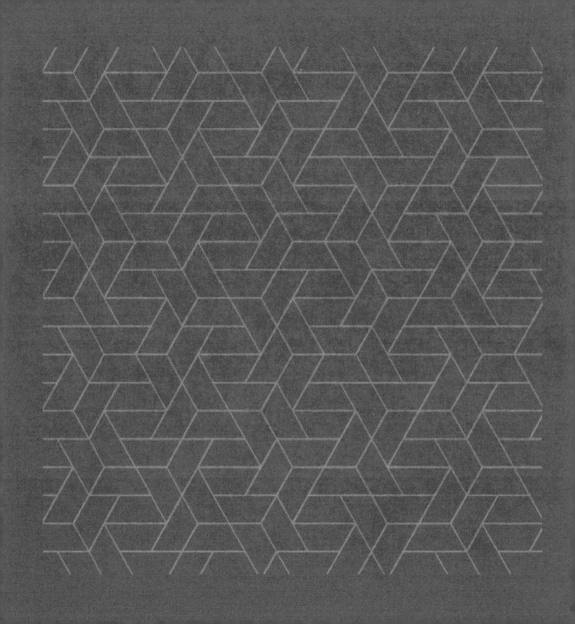

3月

结盟

1

3月

不要相信你的一切所思所想

当你站在客观的角度观察生活，并且重新审视自己的思考过程，你才开始得到自由。不要相信繁杂的思绪，想得越多，离真相越远。

2

3月

内心的助推器

在任何特定时刻，我们的内心都会出现很多声音，我们应该听从哪个声音呢？当然是响而又有领导力的那个声音。

3

3月

—

为人父母

当你看到别人有慈爱的母亲或父亲时，你有没有注意到内心的愤怒和嫉妒？我们中的许多人有了溺爱且大包大揽的父母，成长的速度就会减缓，这个观点可能很多人都不了解，你甚至会因为父母的忽视而心生怨恨。

你不应该活在痛苦的记忆中。你愿意原谅别人吗？你愿意从耻辱和不值得的痛苦中解放出来吗？

依靠你的呼吸，集中你的注意力并融入爱来敞开心扉，用耐心、温柔和同情做自己的父母吧！

4

3月

保持真实，找到同类

答应我，要始终保持真实，不要隐藏真实的自我。这是让同类发
现你唯一的办法。

5

3月

你的梦想就要实现了

你知道你总是在成功之路上半途而废的原因吗？你是否注意到当你将要让梦想照进
现实中时，你就开始怀疑自己准备不足，或者觉得不值得去那么做？如果你给这些
想法和感觉一些存在的余地，如果你相信它们，那么它们就会变成现实。

注意多观察你的想法、感受和梦想。当你的想法受挫、开始放弃的时候，好好感受
自己的呼吸，并不断告诉自己，"我一定可以实现我的梦想"。

6

3月

神秘的礼物

应允神秘，欣赏神秘，践行神秘。如果你一眼就能看透你未来的生活，那么生活会多么无趣。生活每时每刻都充满潜力和惊喜，这是上天的馈赠。

7

3月

允许自己这样做

今天，别再隐瞒任何事情，忍痛向别人展示你的脆弱无助、挣扎痛苦、耻辱内疚、忧患恐惧、愤怒拒绝、淫欲残忍和过错冷漠。今天，承认所有受过的伤害，尽最大努力从中汲取经验教训，原谅别人，也原谅自己。在内心深处寻找一处避难港，因为苦难就是恩典。

8

3月

慈爱冥想：平衡

把注意力放在呼吸进入身体的感觉上，轻轻重复这些话语：

愿我生活在平衡之中。

愿你生活在平衡之中。

愿我们生活在平衡之中

现在关注一下你的感受，当你感觉自己快要失衡的时候，重复这项练习。

9

3月

给内心的花园以滋养

当你对别人评头论足的时候，也借机提醒自己留意一下自己的一些细枝末节，你所评价的人对你来说恰好也是一面镜子，能映射出你自己。深呼吸，借此机会好好祝福自己吧。

10

3月

内心的批评

环顾周边，仔细观察人们对内心的批评的反应，观察别人自己否定自己、摇头或皱眉，希望他们借此机会重拾正念。当你注意到自己正在对内心的批评做出反应时，也祝愿自己可以重拾正念。

3月

与有益的同行，剩下的舍弃

怎样才能看清楚是什么在阻碍你前进？先好好审视一下你的激情、思维模式和情感模式。

是什么让你觉得自己活力无限？这应该可以为你指明你的激情所在。

当你在思绪中迷失的时候，你的脑海中浮现了什么？它们是有益的、负面的、恐怖的，还是不安的？这就是你的思维模式。

当你情绪低迷、愤怒、激动时你会怎么做？你是独自应对还是与人为伍？你会通过挥霍金钱、逃避或者吃东西来控制自己的情绪吗？这就是你的情感模式。

关于激情、思维模式、情感模式，你想到了什么，花点时间写下来吧。它们是否是你背后的有效支撑？它们是否与你的心为伍？哪个是有害的？哪个是健康的？哪个要留下来？哪个要替换掉？

深呼吸，对自己说：对梦想有益的我会努力去做，对梦想无益的或有阻碍的，我必将舍弃。

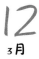

3 月

身体扫描：臀部

把注意力集中在身体上，想想它是怎么和座位或地板相关联的。仔细感受身体接触任何物体（包括衣服和空气）时的触感和压力。做几次深呼吸。

现在把注意力集中在呼吸的感觉上，感受呼吸在体内进出的感觉。

现在把注意力集中到你的臀部，一个存储情感和创伤的地方。扫描这一区域：臀部两侧，坐骨，臀部和大腿的连接处。注意你此刻的感觉：压力，紧张，刺痛，或者其他的感觉。想象你的呼吸正在进入臀部，释放积存已久的压力。如果你什么感觉都没有，那也没有关系。

13

3月

为什么你会因不自知而困惑

困惑会让我们觉得自己好像哪里出了问题，内心的批评声也会越来越嘈杂，让人心生烦躁。下次当你觉得困惑时，停下手头的一切，深呼吸，问自己一些尖锐的问题：我真正想要的是什么？我需要改变什么？这些简单的问题有助于我们内心澄明，不再困惑。

14
3月

一切都好

不要让内心的批评声质疑你平静或幸福的生活，有的时候事情很简单，生活也很轻松。好好享受吧！有时候并不是你做得不够好或者你做错了什么，放轻松，一切都好！

15
3月

你已经放下了

当你内心的批评声太过响亮之时，就意味着你远离了当下，飘到了一个遥远的地方。那么依靠呼吸，重新关注当下，体会当下，用同情心来看待世界。

16
3月

我不会这么做

我不再惧怕未来，我不会把自责和怨恨深埋心底，我不会无故对周围的人刻薄多疑，我不会和别人争名夺利，我不会努力工作只为炫耀我的工作能力，我不会寻求别人的同意认可，我不会让低落的情绪吞噬我，我不会因为不知如何弥补过错而自暴自弃，我不会糟践我的身体，我不是我的过去。

17

3月

接收声音冥想

进入冥想状态，选择一个舒适的姿势，但保持警觉，轻闭双眼，或静静凝视前方。

做几次深呼吸，让自己慢慢进入当下的状态。

当你准备好以后，开启你的意识领域，感受此刻的声音。让自己去倾听，体会声音的特性，以及声音怎样渐渐消失。看看你能不能做到只关注声音本身而不去评判它。

18

3月

你的身体永远在当下

如果你想融入当下，用呼吸来帮助你收回正念。

19

3月

用呼吸改写恐惧

你遇到过这种事没有：晚上你走在回家的路上，看见远处有一个黑影穿过街道朝你走来，你会想：这个人是不是坏人，是不是对我图谋不轨，想要加害于我。你的大脑会因为这些胡思乱想而焦躁，你的身体也会变得紧张。

然后，当你走近，你才发现朝你蹒跚走来的是一个正在回家的老者，整个故事都是你自己胡思乱想出来的，而这个人和你的故事毫无关系。

依靠呼吸，你在任何情况下都可以冷静处事，不再害怕，能够做到立足当下，直面现实，不胡乱揣测。一旦你发现你的思想又开始游离，你又开始胡思乱想了，深呼吸，回归当下。

20
3月

—

不要错失机会

当你接受恐惧，你才有资格接近勇气，才能真正治愈自己。

21
3月

—

确认事实

焦虑的外衣之下是恐惧。在呼吸的帮助下，花点时间问问自己："这个恐惧是真实存在的还是我臆想出来的？"这个简单的问题可以帮你摆脱焦虑的死循环，让你的思想更加自由。

22

价值唱诵

我值得去努力。因此，

我允许自己被原谅，

我允许自己去原谅别人；

我允许自己被治愈，

我允许自己去治愈别人；

我允许自己被爱，

我允许自己去爱别人。

事实本就如此，

事实本就如此，

就这样。

23

3月

你的闹钟响了

愿你身体的每一部分都能觉察到你的内心已觉醒。

24

3月

开启你的宝藏

"我要激发我身体内尘封已久的潜能。"

有容乃大

花两分钟时间感受呼吸在体内的感觉。

现在想象一下，当你还在母亲子宫里，还未成形，在你出生之前——还不知道什么是希望、什么是恐惧，还没有自我认知的时候，你是什么样子的。

吸气，试问自己：我是谁？

呼气：等待答案自己出现。注意你的答案是否标签化。

吸气，再问一遍自己：我是谁？

呼气：等待答案自己出现。

当你继续呼吸时，继续问"我是谁"，等待答案自己出现，渐渐让认知和标签消失。

26

3月

与宁静同在

走中间路线，尽力让自己维持在恰到好处的状态。不要采取极端方式，不要求做到最好，也不要做得一塌糊涂，尽力就好。当你感觉自己偏离轨道走向一个极端或者另一个极端的时候，在呼吸的帮助下，回到中间状态，恢复平静。

27

3月

为善宣言

"今天我选择对自己和周围的人好一点。"

28
3月

你万众瞩目

练习把意识的焦点从外在环境转移到内心的风景——内在的你。

审视一下你自己，注意你现在的状况。

你能决定你的思想品质吗？也许你深受一个棘手问题的困扰。每当这个时候，只要你记得带着善意和包容去审视自己的内心，你就会发现那些问题不再棘手，不再给你带来困扰。

29
3月

目标肯定

"今天我很清楚我是谁，我正在做什么。"

30

3月

亲爱的心

温柔地问："亲爱的心，我是谁？"等待答案自己出现。

31

3月

配合呼吸

吸气，说：我接受支离破碎的我。

呼气，说：我接受这些破碎的部分，它们是我治愈和成长的先驱力量。

吸气，说：我正在学着把我的全部都保留在心里。

呼气，说：我接受我的创伤是这个世界的创伤的一部分。

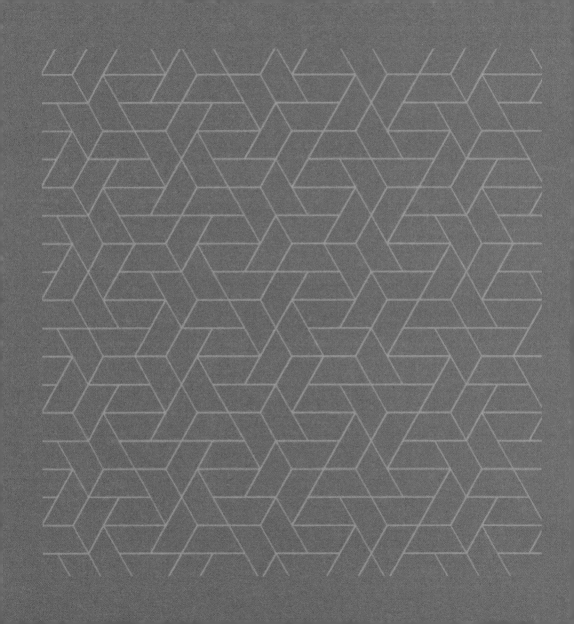

4 月

勇气

1

4月

听 从 你 的 智 慧

当别人给你建议时，你通常会在决定是否听从之前思考再三。当你觉得别人的建议和自己的想法不谋而合时你会听从，觉得不适合时你会拒绝。

在思想和情感问题上，该法则同样适用：你可以决定是否听从别人的建议，这个你说了算!

2

4月

按 "喜 欢" 键

有时，你需要在意别人的评论，因为评论会提醒你，你有自己人性的闪光点。

有时，我们却不能太在意别人的评论，试着屏蔽批评，提醒自己：我亦有优点。

3

4月

直面痛苦的回忆

痛苦的回忆总是会在你最不经意的时候出现，当它出现时，你可以选择回顾或者逃避。直面痛苦的回忆需要勇气，但是当你回忆的次数足够多时，最终痛苦的回忆就不会再让你感到畏惧，也不会那么轻易影响你的情绪。不断地回忆痛苦，你就会战胜痛苦，赢得胜利。

4

4月

把过去当作一场梦

你的过去并不能决定你是谁。今天，选择修正过去所犯的错误并原谅自己，你以后的人生会更加澄明。

5

慈爱冥想：勇敢

首先，把注意力放在呼吸的感觉上，然后轻轻重复这些话语：

　　　　愿我勇敢。

　　　　愿你勇敢。

　　　　愿我们一起勇敢。

注意你此刻的感受。一旦你觉得你需要勇敢一点的时候，一整天都要重复这项练习。

6

4月

你会创作什么？

我们很容易陷入这样的思考循环："如果我不需要做X，我会做Y。"如果你不去做X，你会创作什么？如果你不再为自己寻找无休止的借口而踏步不前，你会创作什么？

你会作曲还是会写诗？你会去写一个故事、画一幅画、上一节课、尝试新的食谱、演奏一件乐器、做件艺术品吗？你会创作什么？

今天，花5分钟时间做一些你平时没机会做的事情，因为之前你太忙、太累、年龄太大，太没经验，太……所以都没机会付诸实施。看看你能否建立起每天或每周创作的习惯。

7

———

一封写给未来的自己的信

大声称赞过去的自己，因为你有足够的勇气重新开始，因为你有勇气去培养耐心疗愈，这才成就了现在的你。对未来的自己宣誓：

> 我已决定，
>
> 我相信我自己。
>
> 我会做到，
>
> 我一定可以！

8

4月

———

你存在的力量

对你的存在负责，并记住你的存在就可以治愈。

9

4月

我有勇气

我有勇气 去追求我想要的东西。

我有勇气 把我的梦想付诸现实。

我有勇气 无所畏惧，所向披靡。

我有勇气 去蜕变。

我有勇气 去放手那些无益于我治愈的人、习惯和事物。

我有勇气 去深爱自己，让它也激励别人去爱自己。

我有勇气 每天做一个崭新的自己。

我有勇气 释怀我的过往。

我有勇气 获得自由。

10

4月

无条件肯定

"今天，我要充分享受生活，无论结果如何。"

11

4月

练习拥抱大树

两脚分开站立，与髋同宽，把胳膊放在胸前，呈拥抱状，就好像在拥抱一棵大树。

感受双脚扎根于地下，呼吸进入腹部，把注意力集中在腹部。

12

——

嘿！你就在那儿

下次当你脑海中出现可怕的想法时，花点时间和它们打声招呼："你好，可怕的想法。"这一过程会让你记住，想法仅仅就是想法，仅此而已。

记住，你不是你的想法，即使你脑海中经常浮现一些可怕的想法，你也不会被轻易打败，只有当你的内心时刻警惕着，你才能真正做出改变。

13

4月

盘点心灵

今天，试着做一个心灵的盘点：哪些习惯让你富有同情心，让你创造奇迹，让你美丽？哪些习惯让你焦虑、恐惧，让你自责，让你患得患失？

一旦你为每个问题写出或者思考出三个答案，那么抓住这个机会观察一下，哪些习惯对你有用，引导你自由前行，哪些习惯让你停滞不前。

14

4月

不要自责了

自我谴责是没有什么用的，不要再做无用功了。如果你发觉你是一个经常自责的人，深吸一口气进入腹部，说："我接受现在的我。"

15

4月

初学者的思想：认真地吃

今天当你坐下来就餐的时候，试想你从另外一个星球初次来到地球，你之前从来没有见过这个你将要吃的东西。

带着一种惊奇的感觉和不加评判的好奇心去嗅闻它、体验它、探索它。

花时间审视这个食物，吃下第一口。

感受食物即将入口的感觉，感受牙齿周围、舌头和口腔上部的感觉，去体会不同的味道、温度和食物的质感。

每吃一口，认真咀嚼，慢慢下咽。你能感受到食物从口腔进入胃部的感觉吗？

咽下之后，稍作停顿，深呼吸几次，注意你此刻的感受。每一餐都要认真体验品味。

让自己去吃吧，不要工作，不要看书，不要看电子设备，不要说话，不要担心，也不要想你下一步要做什么。你就简简单单、认认真真地吃就行，让吃也成为一种冥想。

不去评判

一整天都要尽最大努力不去评判自己或他人，一次也不可以！

17

做一个准备充分的学生

找到有助于你治愈和成长的老师及环境。多接触鼓舞你的人，多和那些有助于你实现想要的生活的人，还有那些你想和他们一起过你想要的生活的人在一起吧。当你做出有助于你前进的选择时，你要相信你需要的人也会发现你的。

18

4月

信心十足的感受如何？

把注意力放在呼吸上片刻。

在脑海中回想一次让你觉得存在感十足，让你舒服惬意，让你自信爆棚，让你身赋权力的一次经历。

尽最大努力去回忆其细节，去感受你所闻、所尝、所见、所听、所触。

当你清晰地体会到这种感觉，并觉得非常棒时，试着去想一件现在可以让你感到信心十足的事情。让你在过去的经历中获得的自信感渗透到当前的经历中，尽最大努力在现在的经历中保持那种自信和被赋予权力的感觉。

然后做几次深呼吸，体会身体的感觉。

19

4月

我挺我自己

你自己做的决定不需要别人的批准和认可，你赞成自己即可。你做任何事情都自有其道理，相信你自己的选择。

20

4月

肯定奇迹

"我相信奇迹，愿奇迹与我同行。"

21

4月

健康饮食宣言

"今天我要改变我与食物之间的关系，我选择可以治愈我，让我精力充沛的食物。"

22

4月

你的人生使命

对自己的人生负责，就是要接受生活的全部，虽然这并非易事。愿你可以从失败中吸取教训，愿你因敬畏祝福而欢欣。

23

4月

———

活力唱诵冥想

吸气，说：我

呼气，说：治愈。

吸气，说：我

呼气，说：活力四射。

吸气，说：我

呼气，说：充满活力。

吸气，说：我

呼气，说：非常完美。

24

4月

身体扫描冥想：颈部

选择舒适的座位，做几次深呼吸，让自己安定下来。

用注意力扫描后颈，注意你的颈部是否光滑、刺痛或僵硬。颈部是承受压力的地方，无论你感觉到什么都没关系。细细地感受颈内部、颅骨底部、颈部两侧、前颈及喉咙的感觉。感受这些部位的存在。

25

4月

清除怨恨

花点时间想想你身上有多少怨恨。带着包容的心，依靠呼吸，去回想你和他人的交流，注意你是否仍对他们心存怨恨。就好像你每天都会清洁身体，你的心灵也需要净化，以消除那苦涩的迷雾。要不然，情感的包袱就会在你最意想不到的时候出现。

26

4月

自我提醒

自我接纳就是自我关爱。

27

4月

———

愤怒的多面性

愤怒的时候，恐惧就不容易表现出来。愤怒要比脆弱容易表现得多。你为什么愤怒？另一种问法是：你担心、害怕什么？你有没有可能因为愤怒、害怕、脆弱而原谅自己呢？花点时间去想想所有令你愤怒的事情。现在，怀着同情心去原谅自己吧。

28

4月

——

你能原谅吗?

花点时间反思一下你在成长的过程中是怎样处理错误的。你身边的人对你苛刻吗?
他们让你感到羞耻吗?你的错误有没有被批判、被惩罚或者被原谅呢?

现在来看看今天你是怎么处理错误的吧,与过去有没有什么相似之处?你对自
己要求严格吗?你会感到羞耻吗?你会因为犯错误而批判或者惩罚自己吗?
你能原谅自己吗?

29

4月

——

要勇敢

要有足够的勇气,不要让自己被一个选择、一种情形、一个结果所左右。你有时会
自相矛盾,那是因为你并不完美,因为你是多维度的人。

4月

不要把东西强加在别人身上

注意你的期望值。你对别人的期望是多少？你有多少次因为对别人的期望落空而失望？

你可能会有一长串你认为很稀松平常的事情希望别人知道，但是人与人是不同的，你觉得稀松平常的事情，对他人来说可能很陌生。注意你的期望，哪些是合适的，哪些是不合适的。

如果你的需求符合常理，就勇敢地说出来；如果不是这样，就舍弃吧。你要知道它们是你脑海中过去或者未来的映射，而非当下的事实，当下没有期望。

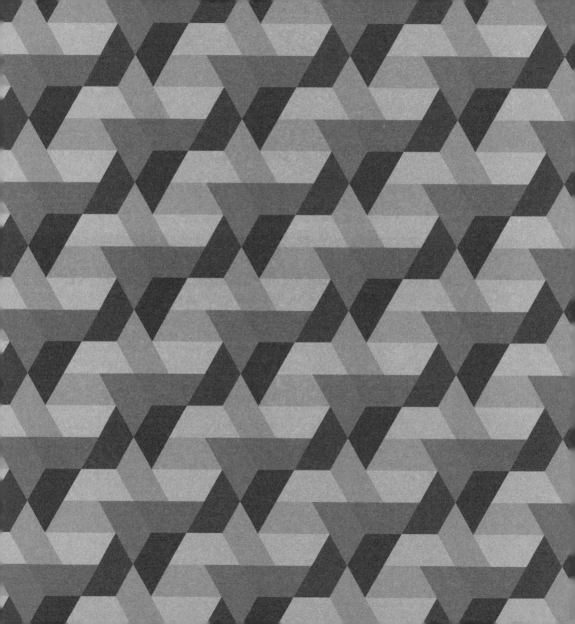

二

值得

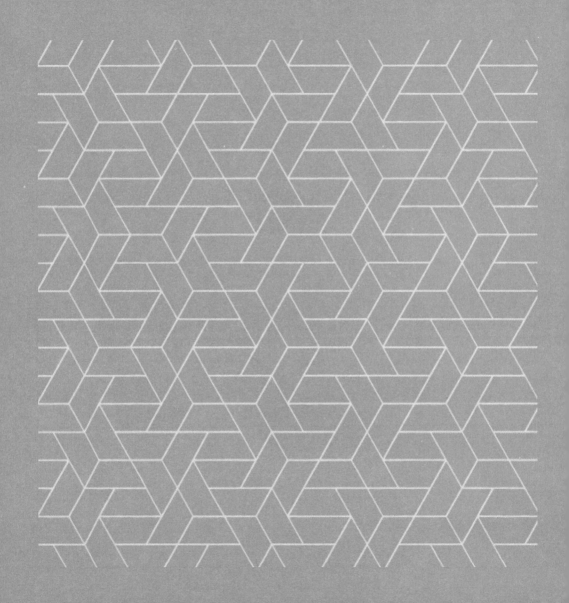

5月

平和

1

思想之外

当你进入当下的状态中，你就进入了思想之外的领域，那里酝酿了美、创造力、快乐和内心的平和。

2

回到中心点

培养平衡的习惯。当你因异常愤怒或者异常兴奋而偏离中心点时，依靠呼吸，回到平衡的中心点。

3
5月

祈求财富

问自己："财富对我意味着什么？"等待答案自己出现。

现在对自己重复3遍："我相信我值得拥有财富。"

现在想象你走进一片森林，你光着脚，你能感受到森林凉飕飕的风和脚下湿漉漉的草地。你继续行走，发现树木离你越来越近，树叶蹭着你的胳膊。

然后你注意到你走到一片空地上。在空地上旋转一会儿。当你稍一停顿，你就发现曾经幻想过的财富都在你身边。那些财富包括朋友、金钱、伴侣。不管你的财富有哪些，你已经被财富包围了，你的身边全都是财富。

现在对自己重复3遍："既然我可以幻想我的财富，那么财富就可以成为现实，我也值得拥有它。"

4
5月

什么让你感觉活力满满?

当你内心平和、喜悦、顺畅时,你会感到活力满满,你也会弄清你究竟是谁。

5
5月

享受当下

自爱就是当你在想象别人对你的看法时,不迷失自己。

6
5月

慈爱冥想：宽恕

首先把注意力放在呼吸上，然后轻轻低语：

> 愿我学会宽恕自己。

> 愿你学会宽恕自己。

> 愿我们都学会宽恕自己。

现在注意你的感受。一整天都要重复此项练习，尤其是当你发现自己对自己或他人有成见的时候。

7
5月

想法就是想法而已

一整天都要提醒自己，想法只是过眼云烟，而非深植于心。

8
s月

———

真正的伴侣

当你的思想、心灵和身体合一的时候，你并不孤单。

9
s月

———

欢迎回家

亲爱的有福之人：

我想告诉你，欢迎你回到你的归属之地，欢迎回家！

诚挚的心，

奉上。

5月

慧眼

自爱就是知道虽然有些事情感觉不错，但是它们不一定对你有益。

5月

与内心的良师为伴

你有没有注意到，当你感情用事时，你可能会失去一个深入交流的机会？这是因为你的感情可能会被急躁所拖累。当你感情可能会用事时，你就会陷入恶性循环，因为你的意识中可能充斥着不易察觉的愤怒或者沮丧。

与其感情用事，不如深呼吸，找到你的心——你内在的良师，用心与生活对话。

12
s月

—

真正的幸福

幸福就是你在人生之路上保持平静的能力，尽管情绪起伏不定。选择积极主动，不要被动迎战，以善良和同情为伴。

13
s月

—

现在的你才是真正的你

只有在当下，你才能知道你是谁。

14

身体扫描冥想：头部

这是一种将注意力集中在头脑中的感官体验的练习。它会把你的注意力从头脑转移到身体的某个区域的感觉上来。

找个地方坐下，让自己平静下来，深呼吸几次，安定思绪，进入当下。

开始由内而外感受你的身体，花点时间扫描身体，放松身体，感受呼吸在体内存在的部位。

然后把注意力集中在头顶，扫描发际线和额头，慢慢释放头部的压力。

放松眼部周围的肌肉，轻闭双眼。

然后把注意力放到颧骨和下巴上，感受这两个区域的感觉。

现在把注意力转移到后脑勺，然后是头骨、头皮。把注意力转移到颅内，仔细感受，仔细品味。

15
5月

价值肯定

"我在场，就足够了。"

16
5月

不小心创造了不想要的生活

你在脑海里幻想过多少次坏事的发生？那些噩梦般的场景浪费了你多少时间？

注意当你被生活蹂躏，进入多灾之地时，花点时间去承认这些情形从未发生过。

17
5月

无限耐心冥想

吸气，说: 我有耐心。

呼气，说: 我正在学着去相信这个过程。

吸气，说: 我不担心。

呼气，说: 我像一个情人一样等着。

吸气，说: 我幸福地等着。

呼气，说: 我欣喜若狂地等着。

吸气，说: 我优雅地等着。

呼气，说: 我珍惜这一刻的全部。

吸气，说: 我带着接纳之心去探索这一时刻。

呼气，说: 我并不着急明天的到来。

18
_5月_

清晰

试想你今天做的每件事都清晰明了。

19
_5月_

不受心理构造的影响

观察你身边的一切物品：你的笔记本、咖啡机、笔记本电脑、镜子、闹钟，甚至你的想法或感觉。注意你赋予它们的意义。用本质主义的视角看问题，容易让你陷入困境，因为在现实中，除非你赋予它意义，否则所有物品都仅是它本身而已。

今天，练习把你周围的物品仅仅当成一件物品，仅此而已。试着把你的想法和感觉只看成想法和感觉，仅此而已。

20

s月

——

如何利用记忆让自己更具存在感

每个人都会有快乐或者痛苦的记忆，除非你可以训练你的大脑重新与其建立关系，否则你将继续被痛苦的事情所牵制，或者极度渴望幸福。

下次当你发现自己被一段记忆冲昏头脑时，深呼吸一下，将自己锚定在当下，重复给你力量的话语。随着时间的推移，当这些记忆再次出现时，你会更好地重新定义它们，并且会记住不可能同时生活在过去和当下。

21

重新定义生存

自爱就是生存。

宽恕就是生存。

治愈就是生存。

从头开始就是生存。

转变就是生存。

心存大梦想就是生存。

无条件的爱就是生存。

22
_{s月}

为和平而存在

活在当下的人越多，冲突就越少。

23
_{s月}

直面痛苦

出生、衰老、疾病和死亡通常被认为是人生历程中痛苦的部分，如果你能够尽可能客观地看待这些时刻，不让自己被大脑臆造的痛苦故事冲昏头脑，那么你的未来也将截然不同。

24
s月

和内心的批评者谈心

拿一支笔和一张纸。倾听你内心的批评。它在说什么？花点时间写下你听到的负面的对话内容，然后大声地读出来，体会一下这是多么荒谬、多么残忍。你绝对不会和你最好的朋友这样说话。今天，改变你心灵的剧本，把你当作自己最好的朋友，促膝长谈一次吧！

25
s月

你的内心是什么样的？

今天，当你和别人在一起的时候，好好体会一下你的想法和感觉。

如果你觉察到你和某些人在一起时内心变得消极负面，依靠呼吸，重拾力量，去明辨这是你内心的想法还是他人的评价。

26
5月

———

与内心相映

当你看到别人身上的美、缺点或者其他东西时，就是你把内心从丑陋中解放出来之时。每一次你这么做，你就是在和心灵对话。

27
5月

———

迎接惊喜

你是否愿意用迎接新一轮的挑战来开启今天？今天，让保守的思想和期待奇迹的心灵和谐共处吧。

28
s月

———

祷告

今天，当你坐下来吃饭的时候，轻闭双眼，设定一个愿望："感谢给予我食物的人，愿这食物滋养并治愈我。愿这食物赐予我实现梦想的力量。我愿世界上所有人都能获得他们所需的食物，获得滋养。"

29
s月

———

清晨的内心排查

当你早晨醒来的时候，注意你是否不开心，注意你现在的感觉和内心的声音。如果你觉察到你内心不愉悦，借此机会把注意力转移到别人身上，想想你能做些什么让别人今天感觉更好一些。

30
5月

内心平静的想象

花点时间想象一下，如果你能从内心的混乱中解脱出来，你的生活会是什么样？你会感觉怎么样？你会在哪儿？你会在做什么？谁会在你身边？

31
5月

唱诵冥想：我愿意治愈

接下来几分钟，把注意力放在这句话上："我愿意治愈。"在脑海中重复这句话。这就是冥想。如果在冥想过程中你的思想开始游离，那么请温柔地回到这句话上。每次当你优雅地重复这句话时，你就打破了无助、经验主义和畏惧改变的死循环。

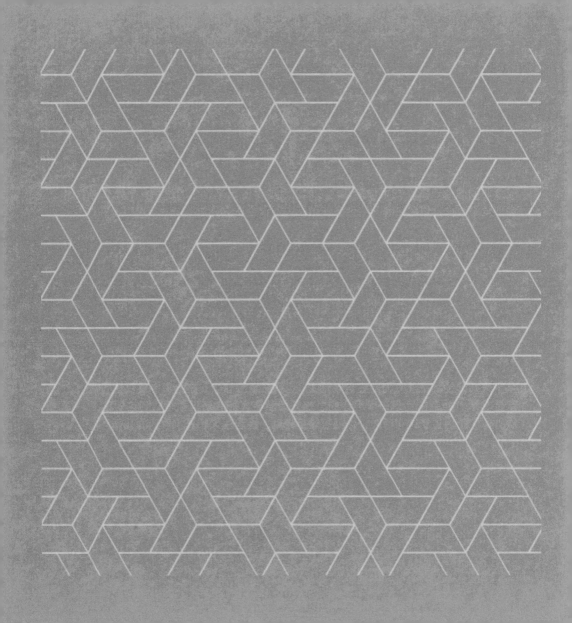

6月

改变

1

对立的花园

不耐烦的另一面是耐心，忽视的另一面是重视，忙碌的另一面是悠闲，控制的另一面是应允。你有能力去选择你需要的东西，你做的每一个选择都孕育了下一个选择。

2

依恋导致痛苦

你每天都要做一个选择：与你的依恋或你的幸福建立联系。每一次你决定加深你和你的幸福的关系时，你就学会了与依恋和谐相处。

3

看得见的改变

有一天你醒来发现你的信仰变了，你看待自己和世界的方式也变了。你开始相信新的、更和谐的、更自由的、更贴近你内心的东西。那一刻，你可能会大笑出来，你可能会想："哇，我已经多久没有改变了？我之前为什么不知道呢？"感激所有让你明白这一点的人或事吧。

4

6月

身体扫描冥想：喉咙

试想自己嘴里有一根吸管，嘟起嘴唇，深呼吸，然后通过鼻子呼气。现在把所有的注意力集中在喉咙——你身体的交流中枢上。在接下来的几分钟里，感受呼吸从喉咙后部经过。

这个练习可以帮你更加了解自己的说话方式，增强你清楚表达自我观点的能力，并且富有同情心地对待自己和这个世界。

5

6月

感觉和想法的关系

当你清楚地了解你和你的感觉的关系时，你就可以改变你的想法；如果你可以改变你的想法，你就能改变你的感觉。

6

6月

注意信号

注意你身体发出的信号，这些信号会告诉你哪些部位需要治疗。依靠呼吸，观察你的内在，看看怎样去治愈这些部位。

7

6月

没那么糟糕

当事情很糟糕的时候，深呼吸一下，不要去把事情想得比实际情况更糟糕。每当你回到呼吸中去，你就打破了胡思乱想的思维模式。通过这样的练习，你的大脑就能娴熟地应对眼前的情况（而不是简单地回应）。

6月

关注思维习惯

你总是假设最坏的情况吗？你容易感到压力很大吗？你总是觉得一天时间不够用吗？你是否觉得你的人际关系越来越紧张？你是不是夜不能寐、胡思乱想？你是否经常发现自己不能静静地坐着？你感到疲倦和恶心吗？

你的答案一半都是"是"吗？如果是这样子的话，你已经意识到以后你不能再这样下去了。是时候好好关注一下你的思维习惯了，否则这些事情都会变成你不想看见的事实。

9

6月

我的一部分很生气

当愤怒袭来时，重要的是要认识到只有一部分的你在感受愤怒，先说一句"我的一部分感到愤怒"，这句话能帮你客观地聆听你那些没有感受愤怒部分的心声。

10

6月

减少破坏性

如果你想活得充实惬意些，你必须学会处理痛苦的记忆和负面情绪，否则你就会被它们所拖累。当一种痛苦的记忆或负面情绪出现的时候，立刻以昂扬的斗志去迎战，将其击退，不要让它变成更具破坏性的思想而影响你。

11
6月

———

失效的过往

此刻，看看你能否改变对过去痛苦记忆的看法，哪怕只是一点点也好。你能否接受你对过往的解读可能都是因为感情受伤害？你对过往记忆的错误解读，会让你在痛苦记忆浮现之时更加难过。你要承认你对过往的解读仅仅是个人的、主观的解读，并不能减少事件的发生，只会让你清晰地看见这些年所发生的过往。

12
6月

———

升级对比的感觉

当你发现自己陷入了一个比较的怪圈中时，利用这个机会，好好关爱自己和他人吧。

13

6月

沉浸在静谧中

昨天是心灵的映射，是对过去事件的回忆。明天也是心灵的映射，是对未来还未发生的事件的幻想。昨天和明天给我们提供了感受焦虑、恐惧和不安的机会。

此时此刻则相反，即现实和彻底接纳。现实就是现在，现实就是深深的接纳。当你把注意力集中在当下状态时，心灵的宁静就会驱散疑虑和恐惧。

当你发现自己开始回想昨天或者幻想明天的时候——比如，你是怎么说错话的，或者你担心的事情会变得很糟糕——轻轻回归当下。每次你这么做的时候，你就是在训练大脑聚焦当下，避免不必要的思前想后。你可以通过训练大脑，让心灵平静。

14
6月

实践爱

学会爱并不能治愈心灵，分享爱才可以。

15
6月

关于欲望

当你可以和你的欲望温和相处时，你就知道你的冥想练习起作用了。当你内心的骚动出现时，你也能察觉并泰然处之。

16
6月

你就是良药

找到一个适合自己的方法。你就是心灵的唱诵、冥想和良药。

17
6月

瞬间改变一切

每一刻都是一个绝佳的时机，把握时机，把自己和他人从世俗的
身份中解放出来。

18
6月

导师联想冥想

在脑海中想象一个老师的形象——一个激励你的人，一个或多或少给过你帮助的人。把他们的名字说给自己听，感受他们的存在、力量、正直和自信。现在想象你学会了这些优秀品质，就好像老师对学生的言传身教。在脑海中重复："我想拥有这些品质。"

19

6月

———

慈爱冥想：事实

把注意力放在呼吸的感觉上，然后轻轻重复这些话语：

愿我学会说实话。

愿你学会说实话。

愿我们学会说实话。

现在注意你此刻的感觉。一整天都要重复这样的冥想，尤其是当你不能对自己或他人坦诚相待时。

20

6月

告别痛苦记忆宣言

"今天，我允许自己清除痛苦的记忆。我意识到痛苦的记忆让我不能阳光地生活、快乐地大笑、勇敢地去爱。"

21
6月

观看同一部电影

除非你能停止你情绪的多米诺骨牌效应，否则你的生活将会重蹈覆辙。

22
6月

你是谁已经足矣

有时候我们会花很多时间来揣测别人对我们的看法，但是大多数时候我们的揣测都是错误的。是时候相信你是足够优秀的了，你也不能控制别人怎么看待你。要相信你意图纯洁，并且你已经尽力了。

23

6月

唱诵冥想：我值得

我值得过一种无忧无虑的生活，不受烦心事的困扰。

我值得拥有做自己的自由。

我值得闪耀夺目。

我值得至善至纯。

我值得健康生活。

我值得活力无限。

我值得不再犯相同的错误。

我值得做我爱的工作。

我值得拥有财富。

我值得每天醒来时感到兴奋和好奇。

我值得努力！

24

6月

检查你心灵的工具箱

检查一下你心灵的工具箱里都有什么，你是否拥有可靠的工具，让你在面对生活时少一些焦虑和恐惧、多一些爱和宽恕？利用这个机会清理你心灵的工具箱，只留下那些有益的工具吧。

25

6月

为被忽视的自己祈福

花点时间去滋养你那些被自己忽视的部分吧。

26

6月

困难时期宣言

"即使我现在生活遇见了困难，我也不会忽略内心那块没有经历困难的区域。今天我选择让那块区域发声。"

27

6月

身体扫描冥想：睡眠

这个身体扫描冥想有助于你酝酿睡眠。

舒服地躺在床上，把注意力放在呼吸上。做几次深呼吸，让自己安定下来，放空思想，感受身体。

感受你身体压在床上的感觉，感受所有的重量、刺痛、压力、运动或燥热的感觉。仅仅去感知这些或者其他的感觉就行，不用试图去改变什么。

现在扫描身体，从头顶开始，然后到后脑勺，到脸部，到下巴，再到后颈、喉咙、锁骨。如果你发觉你被某种思想羁绊，或者被某个声音惊扰，也不要紧，放松心情，把注意力回到刚刚扫描的身体部位即可。

继续把注意力转移到胸部和腹部，然后是上背部、中背部和下背部。你也可能会有不一样的感觉，没关系，感觉来了，仔细体会就好了。

把注意力转移到手臂、手、手指，然后到臀部。随着呼吸让这些部位变得柔软。现在转移到腿，也许你有瘙痒、刺痛或其他感觉，不管有什么感觉，都不要紧。

继续呼吸，把注意力转移到膝盖、小腿、脚踝、双脚和所有脚趾。

吸气，在心里说："我在休息。"呼气，在心里说："我在放松。我要让我的整个身体休息和放松。"

28

6月

你 与 自 己 的 对 话

注意你与自己的思想碰撞。

29

6月

步调一致

"今天我的思想和我的语言、
行为步调一致。"

30

6月

真相一直都在你身边

你和当下的接触越紧密，你心灵的痛苦记忆就消散得越快，你就能意识到你曾经的
胡思乱想，以及你离真相有多远。

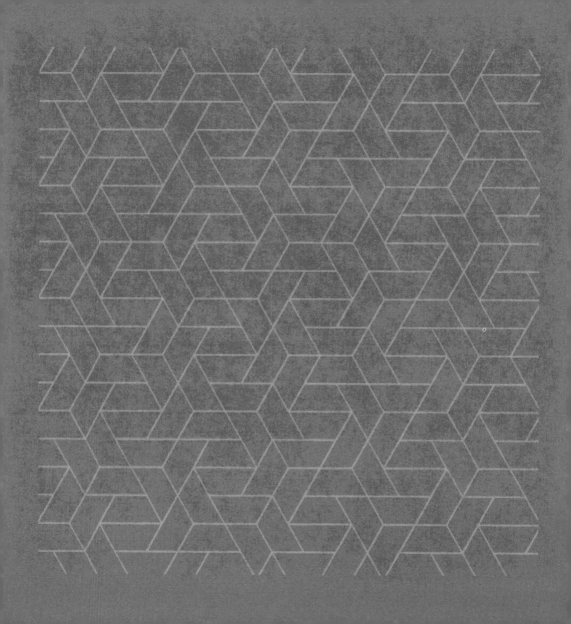

7月

成长

1

7月

让心灵流动起来

你有多少次心灵流动的经历，但是你却忽视了，或者以为是理所当然的？这些时刻是与生命共生交流的时刻，是完全融合的时刻。只有深深地沉浸在当下，才能感知万物。这些时刻只能感知，并不能解释。这些时刻充满了整体性和内在的平静。愿你可以创造条件来体验这种曼妙的时刻及其赠予你的魔力。

2

7月

万事万物皆灵动

"今天我要花点时间感受万事万物的流动。"

3
7月

慈爱冥想：人性

把注意力放在呼吸上，然后轻轻重复下列话语：

愿我学会拥抱人性。

愿你学会拥抱人性。

愿我们学会拥抱人性。

现在注意你的感觉。一整天都要重复这项冥想练习，提醒自己，生而为人，我们有相似的本性。

4

优雅时刻

下次当你内心的批评之声安静的时候，请注意感受。你会感觉你拥有了当下，不再憧憬别的地方。思绪少了，安宁多了，就好像所有事情都放慢了速度。这就是你的优雅时刻。

5

7月

讲故事

今天，试着去和别人分享你的故事。这么做会让我们更加清楚我们是社会的一分子，也会让你自由放松。然后邀请别人与你分享他们的故事，并认真聆听对方说的每一个字。

7月

身体扫描冥想：手

找一个舒服的姿势，手掌朝上。把所有的注意力都放在左手上。感受脉搏的跳动，密切关注手内部的一切活动。如果你开始对感觉进行臆想发挥，那么请把注意力转回到左手的感觉上。

现在把注意力放在双手上。你用哪只手接收能量？你用哪只手创造奇迹？注意感知你双手的魔力。

7

问和答

拿出一个笔记本和一支笔。深呼吸3次，让自己安定下来。

现在仔细阅读下面的问题并回答。回答的时候尽可能发挥想象力并诚实。

我需要从这个世界得到什么才能感觉受到支持？

我想在我的个人进化中如何改变？

我想拥有什么品质？

我要回报社会什么？

我想在这个世界中拥有什么样的影响力？

我今天能做什么？

8

7月

当下宣言

"今天我不会被繁杂的思想所牵制，尤其是负面的思想，我选择把注意力回归到当下。"

9

7月

照亮前方的路

带着真诚和弱点，和别人分享你的真实，你会激励你的家人、你的朋友、你遇见的每个人都用同情和关爱表达自己的心声。通过说出自己内心的真实，你也会带动别人这么做。

10

7月

冒个险

问问你自己，因为瞻前顾后，你有哪些想做但一直没有做的事情。今天，冒个险，大胆去做吧，你值得一试！

11
7月

———

你的故事是什么？

生活就是对你讲述自我故事的回应。

12
7月

———

新体验宣言

"今天，我要提醒自己不必按照过去别人告知我的方式去生活。"

13

7月

独坐瀑布旁

幻想你坐在瀑布旁，感受呼吸。感受你和大自然的紧密相连，让潺潺的流水的声音安抚你的心灵，释放你身体的压力。想象自己今天精神焕发，活力无限。

14

7月

没有错误

尽可能多地提醒自己凡事皆有因。

15

7月

感谢

感谢痛苦，是痛苦教会你学会理解，也是痛苦成就了现在的你。

16

7月

接纳宣言

"我每天学着适应我现在的处境，我相信我的人生方向。"

17

7月

平静

如何心无旁骛地感受兴奋？如何才能察觉生气但并不爆发？如何才能主动享受平静？

18

7月

我们只是世间的过客

像对待朋友一样看待死亡。享受现在，感恩所拥有的一切，因为这一切不是永恒的。

19

7月

———

唱诵冥想：我是值得的

吸气，说: 我值得去努力。

呼气，说: 我允许自己治愈。

吸气，说: 我值得去努力。

呼气，说: 我允许自己去宽恕。

吸气，说: 我值得去努力。

呼气，说: 我允许自己放手。

吸气，说: 我值得去努力。

呼气，说: 我允许自己去爱。

吸气，说: 我值得去努力。

呼气，说: 我允许自己被爱。

吸气，说: 我值得去努力。

呼气，说: 我允许自己闪耀。

20
7月

打破循环

停止你童年创伤的循环播放模式。

21
7月

改变宣言

"今天我会有不同的想法，今天我会用不同的方法表达，今天我会采取不同的行动。"

22
7月

—

性格可以治愈人

写下你的3个积极的性格特征和3个你经常交流的人的名字。

23
7月

—

做选择的空间

首先出现的是感觉，然后产生的是渴求美好感觉或厌恶负面感觉的想法。留意感觉和想法之间的空间，在那里做出合理的选择。

24

真正的表达

练习在向别人表达感激之情的时候，直视他的眼睛。

25

7月

关于同情的宣言

> "今天，当同情出现之时，我
> 会用同情回应。"

26

7月

真正属于你的是什么

当你用别人的感觉和想法来判断自我时，要注意，依靠呼吸，祝你和他人一切都好。这么做，你才会舍弃掉那些对你没有用的东西和本就不属于你的东西。

27

7月

私人的和公共的

当你和别人在一起的时候，注意你的言论和行为是否友善。当你独自一人的时候，注意你是否也如此友善地对待自己。

28
7月

和平存在的力量

总有一天你的存在会让你周边的人感到心安。

29
7月

快速修复

让呼吸指引你，解决问题的办法只有一口气之遥。

30

7月

你的使命

倾听你使命的心声，即使它一开始让你感到痛苦不堪。

31

7月

你要灵活应对

一旦你偏离航道，你可以随时调整方向，对待机会亦是如此。

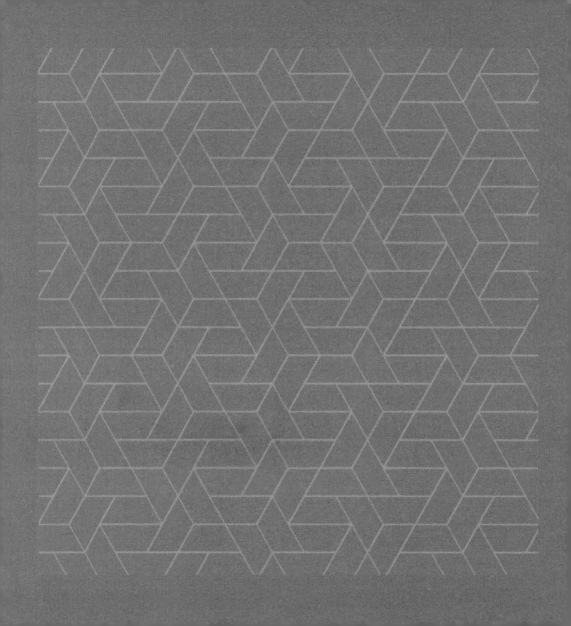

8月

治愈

1

你思想的后盾是什么？

如果你每天都可以感恩、善待、宽容自己，那么你的思想就可以和你的心灵联系起来。但是如果你总是悲观，你的思想就会阻碍你，让你离心灵的真相越来越远。

2

8月

认知宣言

"今天，我不会通过臆想来认识自己和他人。"

3

8月

身体扫描冥想：脚

放松是一种全身的体验。躺下，双手放在身体两侧，手掌朝上。让身体感受大地的支撑。

把注意力放在脚上，脚带你走了那么多路，带你领略各地的风景。把注意力放在左脚上，感受左脚压在大地上的重感，感受左脚的脚掌、足弓、接触地面的脚外缘、脚跟、大脚趾和其他所有脚趾。然后把注意力放在右脚上，感受有没有什么不一样的感觉，感受右脚压在大地上的重感，感受右脚的脚掌、足弓、接触地面的脚外缘、脚跟、大脚趾和其他所有脚趾。借此机会，为双脚带给你的自由而欣喜吧。

4

8月

接受爱和善意

这一刻，想象你身边的每个人都祝福你、关爱你。如果你想象到了这一点，它就有可能变成现实。

5

8月

捉迷藏

如果你想让爱找到你，那就不要把自己藏起来了。试着带着谦虚真诚的心去认识别人，并把最真实、最全面的你展示出来吧。

6

8月

———

情感是流动的能量

当你正在经历负面情绪时，要知道它在你体内存在的部位。依靠呼吸，在体内为感觉预留一块空间。温柔地将注意力集中在这种感觉上，让思想沉静下来。当你在体内为感觉预留空间的时候，感觉就会不着痕迹，静静地来，悄悄地走。

7

8月

———

我什么时候表演？

在你的生活中，有些人只能和虚假的你而不是真实的你打交道。他们希望你不断去扮演他们期望的角色。当下一次你在扮演他们期望的角色时，你就要察觉了。

8

8月

观想：蓬勃发展

想象自己充满能量、活力和优雅。你的身体是可以自愈的，潜力无穷。想象你的整个身体健康、朝气蓬勃、充满活力。

9

8月

你的名片

你还没有开口讲话，你的外在就提前替你做了自我介绍，观察它是如何介绍你的。

8月

情绪反弹

克服不良情绪的唯一办法就是体验它们。当你不加判断地对待一种情绪，或者立刻改变这种情绪，或者换一种方式去感受它，慢慢地它就会不再影响你了。

把注意力放在你现在所经历的不良情绪上，深呼吸，你有什么感觉？再多呼吸几次，体会这种感觉。体会这种情绪带来的所有感觉，观察心灵对这种体验的评论。现在释放这种情绪、体验和想法。

感觉的产生，是我们人生经历的一部分。感觉的产生，常常提醒我们需要治愈的部分。只要认真体会感觉，才能找到需要治愈的部分。被压抑的情绪具有两面性，所以不要去逃避，你只是情绪的体验者，而不是情绪的奴隶。

8月

能量储备

你有没有注意到，乐观点，多欣赏，少抱怨，感觉更好？乐观和欣赏会不断地充实你的内在能量库。当你养成了乐观和欣赏的好习惯时，它们就会变成你默认的思维模式，你就会生活得更好。注意你能量的使用情况，你是用它去抱怨还是欣赏呢？

12

8月

选择你倾听的心声

花点时间倾听一下你脑海中的主旋律。它们是悲伤、生气、怨恨还是难过呢？此刻，不要担心为什么这些声音总是不停地在你脑海中播放；相反，当悲观的声音出现时，要选择性地忽略它们，不断地选择积极的声音——基于喜悦、感激、宁静、兴趣、希望、启迪、敬畏和爱的声音。随着时间的推移，练习选择积极的声音和善待自己，悲观的声音就会失去其力量。

13

8月

你就是奇迹

现在你所需要的一切都在你心中。

14

8月

向我展示你的伟大

今天，当你开始感到渺小和不安时，注意观察，依靠呼吸，前后旋转肩膀，感受胸腔的打开和上升，记住这种感觉。要勇敢，要强大，你有权利时时感受自己的伟大。

8月

顶层公寓的景色

你是否困在过去的记忆里苦苦挣扎？也许你在沉思你说过的话，或者在想别人怎样看你。也许你为过去发生的事情后悔不已，但是却无能为力。

不管事情怎么样，都要接受这样的观点：可能你看问题的角度很狭隘。打开你的镜头，哪怕角度一开始很小，从局部模式到全景模式。从这个新角度你看到什么不同了吗？

16

8月

你自带的功能

再大的创伤也能愈合。我们都有能力治愈创伤，过上更平静、更安宁的生活。

17

8月

自我怜悯

你的哪些地方需要治疗？你生活中的哪些地方还让你感到紧张和不适？对这些还未治愈的地方你能多给些同情和怜悯吗？

18

8月

并非偶然

此刻你正在精心设计自己。是时候主动去创造性地设计人生了。你已经选择了所有的东西——好的、有挑战性的、艰难的、美丽的，甚至丑陋不堪的。生活不仅仅发生了，而且不只是发生了。正如你所做的所有选择促成了现在的一切一样，你正在做出的勇敢抉择也将治愈你并让你做出不同的人生选择。

19
8月

———

重写可怕的记忆

重写你的记忆，练习用力量和接纳之心去回忆过去，你就能和消极记忆说拜拜了。

20
8月

———

中和悲伤

冥想悲伤，与悲伤同在，体验悲伤带给你的感觉。

感受悲伤是怎样影响你的呼吸的，感受身体对它的反应。

把悲伤作为一个单独的个体来观察，依靠呼吸让自己回归本体，回到当下。这么做会让悲伤不那么悲伤，悲伤的感觉就会被中和了。

21
8月

无条件的

今天，试着无任何条件地奉献，不要期望得到别人的感谢或回报。

22
8月

真知灼见

因体验真实而欣喜吧。这么做会让你更自由，能清除你的错觉，让你看清什么是对你和他人有益的，什么是有害的。

23

8月

正直

今天，我承诺只说真话，并信守诺言。

24

8月

充满活力的冥想

试想，你正在追求让你充满活力的东西，你的生活会变成什么样子？从内而外去想象：听一段支持你的、鼓舞你的、善良的内心独白；你身姿挺拔，浑身洋溢着自信；你面带优雅温和的笑容；你的身体活力无限；你的思维变得活跃，你对周围人不吝夸奖；你有无穷的爱，你支持你身边的每个人。

25

8月

痛苦的回忆

你是怎样处理身体的疼痛的？观察你对自己身体感觉的回忆，这些回忆是增加了你的痛苦，还是有助于你治愈呢？

26

8月

秘密入口

身处嘈杂的内心旋涡，你能从开启的情感入口学到一些道理。这些秘密入口告诉你：祸兮，福之所倚。

27

8月

———

慈爱冥想：痊愈

首先把注意力放在呼吸上，然后轻轻重复下列话语：

愿我痊愈。

愿你痊愈。

愿我们痊愈。

注意你此刻的感受。创造性地在一天中使用这种冥想方式。

28

8月

复原力

经历了人生的跌宕起伏，你会遍体鳞伤，变得不愿意相信自己或不想再去冒险。在冥想练习中，用宽恕、治愈、怜悯之心去提醒自己，你有能力在每一次跌倒的时候优雅地站起来。

29

8月

秘密的祝福

默默祝福你今天接触的每一个人，祝愿他们心灵治愈并成长。

30
8月

———

对牙刷也要感恩

充实的生活意味着即使对最平凡的事物也要心存感恩。

31
8月

———

发现新的可能性

"即使心灵支离破碎，我依然能看到机会和爱。"

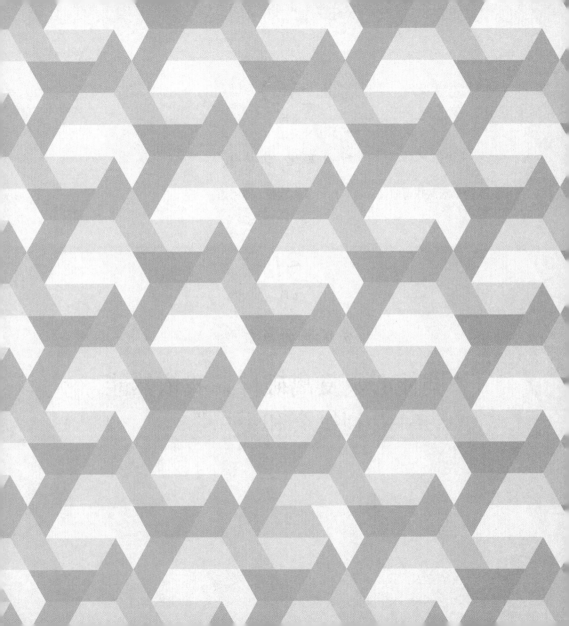

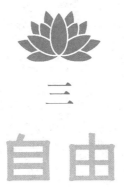

三

自由

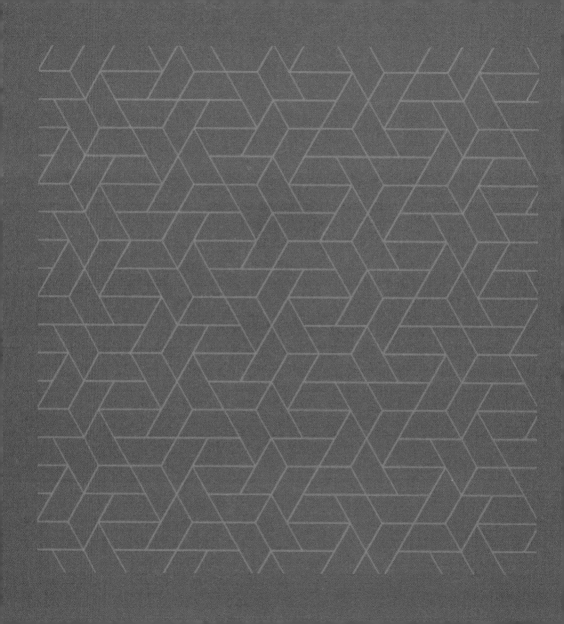

9月

整合

1

除了你自己，没人能给你幸福

社会、家庭、文化告诉我们，如果我们有一份更好的工作，长得更漂亮点，更聪明点，我们就会幸福。但是并没有人会告诉我们，我们本身就自带魔力，也没有人会告诉我们，这个魔力就是创造永久幸福的灵丹妙药，但是谢天谢地，我们可以彼此提醒。

2

9月

冥想的力量

冥想可以增加我们内在的真善美，减少负面情绪，行动起来吧。

3

慈爱冥想：洞察力

首先把注意力放在呼吸上，然后轻轻重复下列话语：

> 愿我更有洞察力。

> 愿你更有洞察力。

> 愿我们拥有让自己受用无穷的洞察力。

现在注意你的感觉。一整天都要重复这项练习。

4

9月

真正的同情

只有当你对自己的痛苦感到同情时，你才可以治愈自己和他人。

5
9月

保持好奇

珍惜你的好奇心，不要去评判它们。珍惜你的好奇心，并从中学习。

你的好奇心就是你渴求被发现的心，你急需完成的梦想，你尚未焕发的激情。它的智慧是你所经历过的任何事情都无法比拟的。

6
9月

学生和老师

你每天既是学生又是老师。遇到一个人，你要么在向他学习什么，要么想要教给他什么。这些经历反映了你那一刻所需的东西。当你需要去倾听学习人生智慧时，当你和别人分享人生经验时，你就会意识到你既是学生也是老师。

7
9月

我现在怎么样？

当你心系当下，你总能得到一些人生启示。

8
9月

帮助宣言

"今天，当我需要帮助时，我就会开口求助；当别人需要帮助时，我也会竭尽所能。"

9

9月

语言的局限性

语言无法解释现实的本质。语言是有限的，而我们的本质是无限的。因为我们的思想并不能理解语言之外的东西，所以它并不能把握我们的本质。只有用心体会，才能感知我们的本质。

10

9月

身体扫描冥想：膝盖

找一个舒服的地方坐下：椅子、地板或冥想垫。把注意力放在呼吸上，然后轻轻地转移到膝盖上。再从膝盖开始，把注意力转移到膝盖后方、膝盖内侧、膝盖两侧、右膝盖和左膝盖。注意膝盖和大腿的连接处，然后注意膝盖和小腿的连接处。花点时间想想你的膝盖每天为你付出了多少。

11
9月

协调

定期检查一下你的动机：是否能给你带来满足？是否能治愈你的心灵？是否会伤害别人？

12
9月

拥抱一切

学会把生活的点点滴滴牢记于心，这样你才能认清世界并应对自如。

13

9月

真实并不真切

当你痛苦不堪的时候，伤痛是你感知世界的过滤网，你可能会消极地看待世界。依靠呼吸，你可以透过过滤网看世界。不要消极，因为世界的真相还未出现。

14

9月

超越过去宣言

"今天我将致力于帮助自己记住我是谁。"

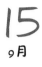

9月

化解情绪

情绪是能量和思想的结合体。与其让自己陷入消极情绪中不能自拔，不如快刀斩乱麻，让头脑清静下来。依靠呼吸，把注意力集中到情绪带给身体的感觉上，让情绪静静地来，悄悄地走。

9月

做灯塔

你对了解自己的执着，会让你身边的人觉得自己也真的很特别。

17
9月

平 静

今天，观察你接受事物的能力，看看你会不会患得患失，心神不宁。

18
9月

叫 醒 服 务

有时候生活中的一些琐事并不会让你回归自我，认清现实。有时候生活中的不和谐音符却会把你拉回到现实中来。

19
9月

真理

与寻求真理的人为伍，不与宣称发现真理者同行。

20
9月

更新规划

有时候你不知道下一步怎么做才好，你的偏见会影响你的行为，让你采取可怕的方式解决问题。通过冥想，你可以积极智慧地应对生活的挑战。

21

9月

———

保持好奇

有时候你所得到的就是你正在苦苦寻求的答案。

22

9月

———

注意你的情绪习惯

压抑情绪和夸大情绪是一回事。

23

9月

———

世界的一员

记住，你是人类大家庭的重要一员。

24

9月

———

注意轻重缓急

曾经必不可少的，现在不是了。

25
9月

更多幸福的期许

快乐总是短暂的。人生若只追求快乐，会让我们越来越不满。

26
9月

拓宽视野

试着去缩小你的个人经验对你的影响，同时借鉴他人的经验，以更广阔、更高远的视野去思考问题。

27

是什么让你们在一起

找一个舒适的座位。感受脚踏在地上的感觉和脊柱延展放松的感觉。让你的身体感受到你的存在。

闭上眼睛，做几次深呼吸，让呼吸带动身体向上。感受肋骨扩张和收缩的感觉。保持这种状态。

吸气时，想象气流从脊柱底部一直上升到头顶。呼气时，感受气流从头顶下降到脊柱底部的感觉。

把注意力放在脊柱上。感谢它为你所做的一切，感谢它的强壮和强大。

慢慢体会练习的感觉，然后睁开眼睛。

28
9月

———

情感审查

通过冥想练习，学会辨别哪些情感是要倾听的，哪些情感是虚假信息。

29
9月

———

学会游泳

亲近感情，但不要沉溺于感情的旋涡。

30

9月

坚定地运作生活

"当我吸气的时候，我和我的使命联系更加紧密。当我呼气的时候，我不会再像过去一样被情感的枷锁牢牢束缚。"

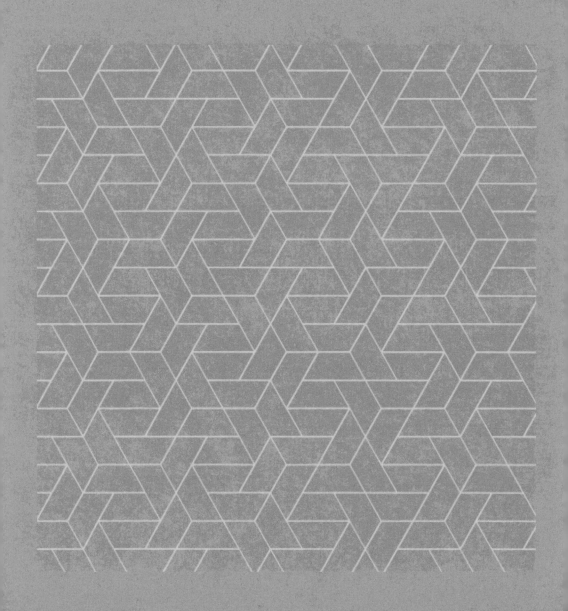

10月

宽恕

1

你可得到的爱

你可得到的爱不仅仅局限于你所知道的爱或影响你的爱，你可得到的爱是无穷的。

2

远离你内心的噪声

我们常常被内心的噪声冲昏头脑。一个聪明的人会从噪声中抽身而退，做一个远远的观察者。无论何时，一旦你觉得内心的声音太过嘈杂，要被冲昏头脑，依靠呼吸，夺回原本属于内心的静谧空间。这个空间就是你心灵的避难所。即便你的内心无法摆脱噪声，你总是可以后退一步，让噪声独自喧嚣，让心灵独享宁静。

3

10月

扫描身体，释放疼痛

找个舒服的地方坐下，把注意力集中在头部，然后慢慢移向喉咙、心脏、下腹部、臀部、大腿，一路向下，直到双脚。感受身体每一个部位所蕴含的能量，就好像打开一盏聚光灯照耀身体内发生的一切。

注意你是否感到能量停滞或疼痛，然后想象你把呼吸分流到这些特定区域，把放松和舒适注入其中。

通过这种观想打开你自己，并开始意识到你的内心正在发生什么。这项练习可以帮助你带着一颗开放的心，面对疼痛、痛苦、过往和不完美。无论你身体里有什么，勇敢地面对这个世界吧。

4

10月

———

抛开过往

你能立刻抛开过往，继续恳求宽恕吗？

5

10月

———

分享自我就是帮助他人

以开放的心态与他人分享你的真理，因为我们心系彼此。

6

10月

—

采取行动

你有没有意识到有时候一个小小的挫折就会让你变成受害者？受害者的故事充满了自责、借口、否定、辩护。注意，当你那样想的时候，你就要尝试做一些新的事情，勇于承担责任和采取行动。如果你也和受害者有同样的想法和做法，那么你也可能和他们有相同的结局。为了改变困境，你今天能做点什么不一样的呢？

7

10月

—

早上好

愿你身体的各部分都能意识到你的内心已经觉醒。

8

10月

———

观想：剥离

依靠呼吸，让身体安定下来。现在想象生活中阻碍你深入了解自己的一切都荡然无存了，注意感受这种释放带给你的感觉。培养释放一切的感觉，并感受当下。记住这种感觉，让这种感觉伴随你一整天。

9

10月

———

接纳宣言

"我爱我自己不引以为傲的每一部分。"

10月

注意你的判断

注意你做判断是否太快。如果是这样，那么你的判断可能是有偏见的。今天，试着留意你的判断或偏见怎样影响你对某些人的看法，你关注一个人的哪个方面，你如何积极去倾听某人的意见，你在特定情况下怀着多少善意对待某些人。

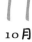

10月

现在就开始

彻底宽恕可以让你在社会中获得自由——一个重新开始的机会。要知道，你的人生是一张巨大的白纸，你可以在上面随意书写。

12

10月

治愈唱诵冥想

吸气，说：我正在康复。

呼气，说：我允许生命施展其魔力。

吸气，说：我释放所有的痛苦、疾病和生命之重。

呼气，说：我很安全，我非常健康。

13

10月

一切都很重要

你所做的每一个经过深思熟虑的抉择都是一种慷慨的行为，不仅对你自己，而且对你周围的人甚至整个世界都是如此。

14

10月

解放你自己

你有能力在遇到威胁时泰然处之，你有能力不再深陷消极的怪圈，你有能力不再一次次地犯同样的错误。下一次如果你感到自己一触即发，那么依靠呼吸，去寻找你内心不带负面偏见的入口，在那里解放自己。

15

10月

你的还是我的？

当你归因时，总能找到想埋怨的人。今天，当你把压抑的感觉归咎于别人的时候，你要注意了。

16

10月

———

一瞥

你天生快乐幸福，富有同情心，富有创造力。这么好的你去哪儿了？

17

10月

———

明智地选择

你是你人生的主宰者，你可以用你所说所想影响你周围的一切，做一个有责任心的、有影响力的人。用充满爱心的言语和思想去对待自己和他人。

18

10月

拥有自信

你对自己的批判越少，你就越自信。

19

10月

灵感宣言

"我是别人的灵感。"

20

10月

人生如风浪，稍纵即逝

"无论眼前的情况多么复杂，我也能够分辨出真理和简单的事实。今天我不会让焦虑打败自己，我也会记住没有什么过不去的坎儿。"

21

10月

注意你的精力用在哪儿了

你不能同时致力于自我疗愈和自我欺骗，你必须选一个。

22

10月

提醒

你为某人传递了一个神圣的信息。

23

10月

从内心出发

无论你试图多么富有同情心，多么开放，多么平和，别人对你的认识也不会比对自己的认识深刻。你只有试着为别人创造深入了解你的条件，也只有这样，你才可能认清你自己。

24

10月

选择同情

当你原谅自己时，你也让世界变得更具人情味、更和谐。这并不意味着你的过去被忽视了，它意味着你选择了一个更富同情心、更自由、更平和的未来。

25

10月

突破自我

你想知道你是否有进步吗？那看看你能否原谅别人。

26

10月

最艰难的一步

给自己一个好消息：原谅自己。

27

10月

专注当下

当焦虑袭来，或当你被消极情绪压垮时，深呼吸，细细品味你所看到的一切，欣赏生活的美。

28

10月

善良成就了你

当你不再为所犯的错误自怨自艾时，你也就过上了新的、更仁慈的生活。让你生命的根基深扎于你对自己和他人的慈爱中吧。

29

10月

做个英雄

挺拔站立，两脚分开，手放在臀部，下巴稍微前倾，重复唱诵："今天我选择成为一个英雄。"

30

10月

晴雨表

你的感觉和想法是你心灵的可靠向导吗?

31

10月

慈爱冥想: 谦逊

首先，把注意力集中在呼吸上，然后轻轻重复下列话语:

愿我谦虚。

愿你谦虚。

愿我们谦虚。

注意你此刻的感受。一整天都要重复此项练习，尤其是当你感到内心的批判之声响起时。

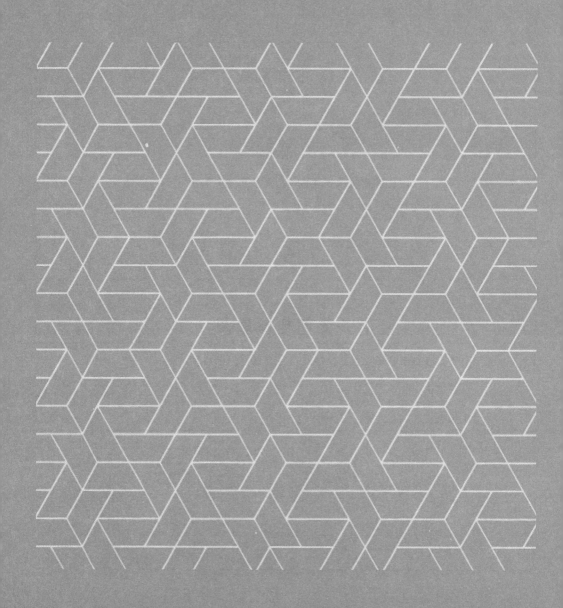

11月

整体

1

11月

心灵的语言

语言深受我们思想的限制：我们的思想满是对过往的记忆，对未来的幻想，对控制的需要，对真理的诠释而非真理本身。相比之下，心灵更可靠一些。心灵之语在爱和美中诠释，比思想之语更安静。只有内心宁静之人才能听到心灵之语。

2

11月

被骗了

因为我们更倾向于相信我们心灵的预测，所以今天你要保证不把忧虑传染给生活或他人。

3

11月

困难时期宣言

"我会给我所有饱受煎熬的部分送上深深的关爱和治疗。即使我知道我要承担很多，但是无论如何我必须这么做。"

4

11月

身体扫描：眼睛

首先选择一个舒适的坐姿，感受脊柱的长度和宽度。放松身体，同时把注意力集中在呼吸上，做几次呼吸。

然后把注意力转移到双眼周围的活动上。注意双眼的距离，感受眼睑闭上的感觉。细心感受眼部都有什么，比如血管的搏动，或许还有微风掠过眼睑的感觉。

借此机会为身体的珍贵而欣喜吧。

5

11月

成长的机会

赋予别人强大的能量有助于你快速成长。

6

文化治愈

你的自我疗愈可以帮你减轻长久压迫你的思想重担，即使有些重担你还未曾察觉。每一次你对自己或他人温柔以待，你就会离这个真相越来越近。

7

为自己发声

一旦你不再患得患失、自怨自艾，你就该想想怎样去告诉别人你不会被生活所打败。你很强大、很有主见，你要为自己发声代言。你值得去为自己发声，因为你所言至关重要。你越为自己发声，事情就会越容易解决。

8

11月

应允悲伤

悲伤会光临每个人，没有人可以躲开悲伤。独自坐着舐舐伤口令人神伤，我们宁愿做些事情让自己分心，或者用短暂的快乐掩盖悲伤。

但是如果你选择拥抱悲伤会怎样呢？你能邀悲伤小聚并品茗一杯吗？看看悲伤来了会有什么变化：悲伤不会消散，但也没有那么面目狰狞，令人心生畏惧，你也会变得越来越强大。

9

11月

即兴创作

今天，做件善事。想办法去帮助一个陌生人吧，这会软化你的心灵，并助你养成自我治愈的习惯。

11月

注意你的反应

若某件事有扰乱你内心平静的威胁，在事情发生之时，你要追踪你的身心活动，观察你对此事的解读，然后是身体的反应，再然后是你即将要采取的行动。承认自己陷入了反应的壁垒中。依靠呼吸，你可以通过选择更好的应对之策来调整自我并打破反应的壁垒。

11月

我们是彼此关联的

我们是紧密相连、息息相关的。当你对世界温柔以待时，你会发现我们每时每刻都在互相帮助、互相成全。

12

向善的力量宣言

"我是一股向善的力量。我致力于帮助社会发展进步，没有什么事或人能阻挡我现在所做的事情。我祝大家平安喜乐。"

13

11月

共同进步

我们可以采取的最有效的举措就是赋予彼此力量，彼此照顾，共同进步，尊重每个人在心灵治愈之路上所处的位置，尊重每个人的痛苦和脆弱。这就是爱。记住，每个人都在自己的道路上努力前进。

14

11月

重新设计你的感觉

当你的头脑达到平衡时，你就开始清晰地看、听和感知世界，重新主宰自己的人生。

15
11月

你生命的最后一口气

选择一个舒服的地方，躺下，闭上双眼。把注意力放在呼吸上，专注于这个你赖以生存的普通过程。

现在想象一下你临终的样子。感受你在地球上的最后时刻，感受死亡的临近；感受失去了你想得到但是没有得到的一切，你试图实现却没有实现的一切；感受你的渴望和梦想的破灭；感受你想说但还没有来得及说的话。你想对你的家人和朋友或竞争对手说些什么？

好好感受死亡降临的感觉。问自己：你还在隐瞒什么？你对自己还有什么欺瞒？等待答案自己出现。这是你向自己坦白的最后一次机会了，深入去感受。再问自己：你对自己撒过什么谎？你是如何毁掉你人生的成功的？等待答案自己出现。

感受你生命最后的气息。再吸一口气，你想对你最爱的人说什么？你想对你自己说什么？

愿这个练习让你知晓你生命中最重要的是什么。从冥想中走出来，深呼吸，睁开双眼，为活着而高兴。

16

11月

思考会让人上瘾

过度的思考会让你处于无意识的上瘾状态，或沉溺于恐惧中。注意，当你没有选择的余地时，那就表明你已经思考上瘾了。

17

11月

微观管理

你是否希望事情会有所不同？

为此你要有所付出。

18

把冥想融入生活

"今天我选择尽可能地把冥想融
入生活的方方面面。"

19

11月

重建心灵的城堡

每次当你沉浸在心灵的静默中，你就是在拆除心中旧的思想建筑。花几分钟时间进入你的内心，重建你城堡的地基。

20

11月

从愤怒中学习

内心的愤怒总会发泄出来。通过冥想，你可以调整自己的心态，从愤怒中学习。给自己一个缓冲的时间，做一个不同的选择吧。

21

11月

—

让他们做自己

当你冷落别人的时候，就会剥夺他们为善的潜力，也会夺走你感受他们善良的机会。

22

11月

—

有意地选择你的动机

感觉无所谓好坏，感觉没有错，所以它们总是以这样或那样的方式激励你。通过冥想，你可以改变你和感觉的关系，重获选择追随良好感觉的能力。

23

11月

人类共同的困境

生活中不要总是期望别人开心满意，拥有情绪并非目的，而是为了让自己细细体会情绪并让它早点过去。如果逃避情绪或将它束之高阁，只会让它来得更猛烈。

24

11月

想象自己的笑容

给自己的头脑准备一顿大餐：想象你面带灿烂的笑容，没有任何焦虑和恐惧。

25

11月

观看你的头脑

当感觉出现时，注意你脑海中浮现的想法。注意，即使好的感觉也可能会伴随着可怕的想法。

26

11月

合并内在和外在世界

同时注意内在和外在，既是一种提醒自己依赖自己的行为，又是一种充分参与世界的实践。

27
11月

重生冥想

首先把注意力集中在呼吸上，然后轻轻重复下列话语：

> 愿我以全新的方式重生。

> 愿你以全新的方式重生。

> 愿我们以全新的方式重生。

现在注意你的感觉。一整天都要重复此冥想，尤其是当你人际关系紧张时。

28

11月

内部暂停按钮

注意有多少你需要做的决定都不是紧急的。深呼吸，镇定下来，然后再采取行动。多花一点时间就可以帮你摆脱这种无意识的思考—感觉—反应的习惯。

29

11月

现在是时候了

现在是你放手和信任的时候了。

30

11月

谁是你的支持者

我们生来就是社会中的人，我们人际关系的经历可以决定我们是谁。因为我们不能脱离社会独立存在，所以你要注意生活中谁是支持你治愈的人，谁又是对你的改变嗤之以鼻的人。借此机会梳理一下你的人际关系清单。

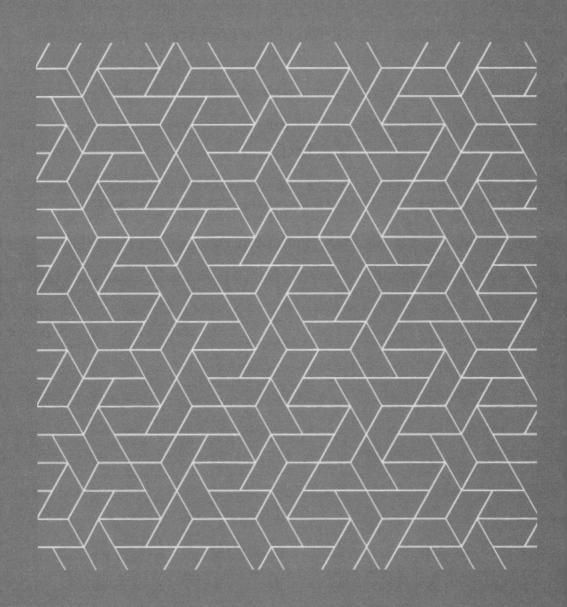

12月

归心

1

恩典的礼物

如果你发现自己经常四处寻找错误和威胁，那就发誓今天你将四处寻找恩典的礼物。

2

你从不是孤单一人

生活就像形影不离的朋友，总和你有说不完的话。试着去观察这些迹象和信息，它们会提醒你，你和世界是紧密联系的，你从来不是孤单一人。

你只要记得如何认真倾听就好了。一整天，依靠呼吸，从思想进入心灵，看看整个宇宙对你的回应。

3

———

结盟宣言

"今天我选择抛开过往，与万物和谐共处。愿这使我打开心扉，唤醒力量。"

4

1ᵌ月

慈爱冥想：创伤

首先把注意力集中在呼吸上，然后轻轻重复下列话语：

> 愿我忘却我的创伤。

> 愿你忘却你的创伤。

> 愿我们忘却我们的创伤。

现在注意你的感受。一整天都要重复练习此冥想，尤其是当你感觉被过往的某件事触动时。

5

12月

赠出你收到的礼物

帮助别人,你会发现真理。

看见别人,你会发现自我。

帮助别人,你会发现你的创伤也得到了治疗。

承认别人,你就离优雅更进一步。

如果你想保留这些馈赠,你必须将它们继续传递给他人。

6

12月

它给你什么感觉?

有些事情让你感觉不错,但是并不一定对你有益。注意你在得知事情真相后的感受,你是感到身心疲倦还是感到活力无限?

7

12月

身体扫描冥想：胸腔

闭上眼睛，把注意力集中在胸腔，首先是左胸腔，然后是右胸腔。感受呼吸让左右胸腔充盈起来的感觉。每次吸气，注意感受肺在胸腔里向外扩展；每次呼气，感受肺在胸腔里向内收缩。此冥想练习5分钟，好好感受。

8

12月

扩展至万事万物

把你的自我感觉扩展至自然、海洋、与你亲密无间的人或物、和你志趣相投的人，以及所有已知和未知的存在。

9

12月

我是谁？

试着问自己："我是谁？"等待答案自己出现。坚持做这一点，内心就会变得宁静，并带领你体验人生真谛。

10

12月

和平共处

与世界和平共处是什么感觉？是什么在阻止你与世界和平共处？

11

12月

信任宣言

今天我希望得到更多的信任。

我相信当一扇门关闭，会有另一扇门为我开启。

我相信有人离开我的生活，是为了助我成长和蜕变。

我相信我需要的一切或我将需要的一切都在我手中。

我相信我的想法至关重要。

我相信帮助别人就是帮助自己。

我相信我选择的人生之路。

12

12月

批准的必要性

你有没有想过过去的耻辱会在当下出现，只因它急需得到认可？耻辱有很多面，这就是其中一种。当你做事犹犹豫豫，不知是否要采取下一步时，深呼吸，告诉自己："我允许自己那么做。"

13

12月

宽恕是勇敢的品质

如果你正在寻求宽恕，你必须为别人寻找宽恕之道。帮助别人宽恕就是宽恕自己。

14

———

图书馆

总有一天，当你回首过往的创伤，感觉就好像在读一本关于别人生活的书。走到书架，拿起一本尘封已久的书或者挑选一本崭新的书，将会成为一种选择。

15

12月

———

质疑宁静

我们习惯于把事物过度复杂化、过度分析，所以当我们在简约中发现宁静的时候，一开始并不能确定这种简约是否就是内心的宁静，但是它就是。

16

12月

想象一种交流

选择一个舒服的坐姿。闭上双眼，做3次深呼吸，释放身体和心灵的压力。

现在开始想象你面前坐着一个集怜悯、智慧、力量于一体的人。

从你的内心呼气和吸气。

吸气，想象怜悯、智慧和力量犹如金色之光从他的内心直射你的内心。

呼气，想象一股黑烟从你的身体喷薄而出，带走了你所有的忧愁和哀伤。

重复这些动作几分钟。每一次吸气和呼气，你都在净化或清扫你的心灵，唤醒你内心与生俱来的怜悯、智慧、力量和光明。

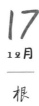

根

我们习惯于相信幸福是由他人、环境或某些事情所决定的，这种信念让我们紧紧抓牢世界，要求它和我们期望的一样，不允许它有所改变。这种执着会带来不必要的痛苦。在你生活的哪些方面，你可以放下这种牵绊？

外在的美好

当你内心充满了对未来的担忧，当焦虑在你的内心蔓延，深呼吸，试着让自己陶醉在身外的美好事物中。这会让你和你的内心重新建立联系，智慧的解决之策也会应运而生。

19

12月

骗子综合征

你是否会觉得自己的成就不值得别人的赞誉并拒绝接受赞誉？在外人看来，或许你在接受赞誉方面做得不错，但是内心你却在质疑你的价值，质疑你是否值得获此荣耀。

现在我要提醒你，你不是骗子。依靠呼吸，由外而内地审视你的影响力，你就会发现你并不是自己想象中的那个令人讨厌的失败者。写下令你骄傲的5项成就，加强练习。

20

12月

康复宣言

"我需要勇气才能重新振作起来，我正在慢慢地
从痛苦中走出来。"

21

12月

快速回归自我

你是怎样回归内心之爱的？每天原谅自己一点。深呼吸，在脑海中重复：我给
他人带来的伤害，愿他们原谅我；我给我自己带来的伤害，我会原谅我自己。

22

12月

——

完整宣言

"我（你的名字）看、听、感受，并且知道我是完整的。"

23

12月

——

思想之外

当你进入当下时，注意你的思想是否纯净、无杂念。只有在当下，你才能自由出入产生美丽、创造力、喜悦和内心平静之地。

24

12月

———

你足矣

今天，承诺不再去渴求外界的肯定，用呼吸冥想来帮你坚定信念。

吸气，说：我

呼气，说：足矣。

吸气，说：我所处的环境

呼气，说：足矣。

25

12月

———

测测你爱得有多深

走累了就歇歇吧，回归内心。当你回归内心，好好测测你爱得有多深，这会决定你生活的质量。

26
12月

治愈能量宣言

"今天走每一步，我都会把治愈的能量传递给我最需要的部分。"

27
12月

亲爱的敌人

与你心中的邪恶声音做朋友吧，用同情和宽恕来面对邪恶的心声。只有这样，你才能和别人保持健康的关系。

28

12月

充分享受现在

你不能同时置身于过去、现在和未来。
充分享受现在吧，因为生活从不停歇。

29

12月

永久的评价

当你待人接物之时，注意力要集中，不要总想着去评价它们。

30
12月

50个承诺

亲爱的（你的名字），今年我承诺:

1. 当我感到筋疲力尽的时候好好补偿自己。

2. 准备好迎接惊喜。

3. 吸取教训。

4. 原谅别人，宽恕自己。

5. 相信自己。

6. 当我内心被触动的时候，审视内心。

7. 说实话。

8. 不再拿自己和别人做比较。

9. 经常尝试新想法。

10. 不再过多期望。

11. 不再担心别人怎么说我或者怎么看待我。

12. 停止所有可恶的想法。

13. 相信自己的人生之路。

14. 不再试图追求完美。

15. 只活在当下。

16. 努力工作，不贪图安逸。

17. 爱上简单。

18. 经常笑。

19. 与好人为伍。

20. 大声表达自己。

21. 平衡地生活。

22. 爱惜身体。

23. 接受神秘的事物。

24. 相信人生没有彩排。

25. 不相信我所幻想的一切。

26. 并非每一种感觉都是我人生的可靠向导。

27. 和那些不断阻碍我心灵治愈的人说"不"。

28. 经常哭。

29. 常和大自然待在一起。

30. 完全接纳我自己。

31. 与内心的我经常联系。

32. 一直走下去。

33. 知道我的过去并不能决定我是谁。

34. 尽我所能帮助别人并大胆寻求别人的帮助。

35. 去拥抱我的不完美。

36. 重新开始，每次都变得更强大。

37. 经常感恩。

38. 灵活一点。

39. 耐心点。

40. 去做善事。

41. 完善应对痛苦和悲伤之策。

42. 去孕育流动的时刻。

43. 不要贬低自己。

44. 不要试图变成别人。

45. 记住一切都不是永恒的。

46. 接受改变。

47. 帮助别人感觉良好。

48. 每天深爱一点。

49. 相信我是至善之人。

50. 常为自己的魔力而欣喜。

31

12月

新年畅想

去年最后一天你在哪儿？在你的脑海中回放过去一年的幸福时刻和悲伤时刻。感恩所有的时光，不管快乐或悲伤。问问自己："我今年最大的收获是什么？"

深吸一口气，呼气时想象一年中让你悲伤难过的一切都烟消云散了。吸气，问自己："明年我想有什么收获？"等待答案自己出现。

为心中的愿景欢喜吧，为来年的祝福和收获欣喜吧。深呼吸，吸气时为来年你将遇到的每一种情况送上最诚挚的祝福。

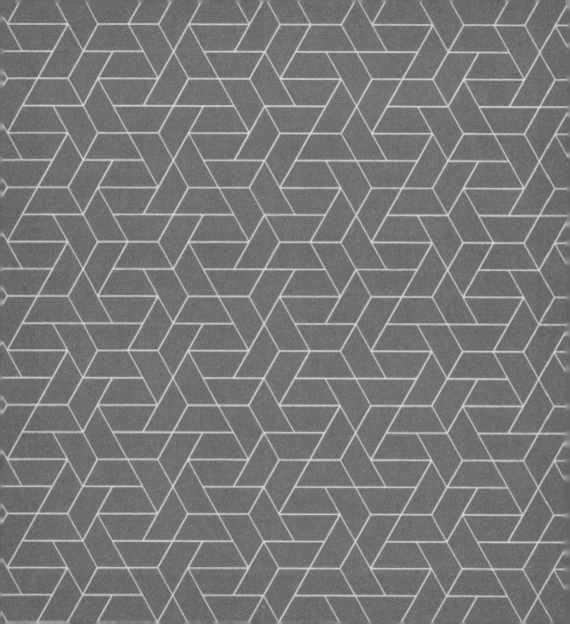

鸣谢

感谢Meg Ilasco邀请我写这本书；感谢我的编辑Melissa Valentine，感谢她的支持，感谢这个全能人才；感谢我的妹妹Moun D'Simone，感谢她为我加油鼓气，感谢她鼓励我直面心灵的真相；感谢妈妈、爸爸，还有弟弟Micky，你们是我的坚强后盾，没有你们，就没有这本书。感谢所有帮助过我的老师：Dalai Lama, Lama Zopa Rinpoche, Krishna Das, 尊敬的Joan Nicell, Ram Dass, Thubten Gyatso, Geshe Gelon Sonam, Amma, Govin Sharan, Sharon Salzberg, Gesge Kelsang Wangmo, Richard P. Brown, MD；Joe Loizzo, MD, PhD；Dr. Miles Neale。没有你们的帮助，我不会走到今天。衷心感谢Luke Simon、Lisa Levine和Brett Bevell给了我第一次当老师的机会。我最亲爱的朋友Gabriel Marques, Ruby Warrington, Lakshmi Junia, Ashish Gupta和Tiffany Kappeler，我爱你们！感谢我在旅途中遇到的所有的人，感谢你们成为我旅程中的关键部分。

作者简介

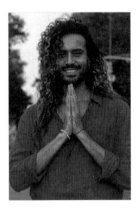

萨赫德·西蒙尼，冥想教师、作家、能量转化演讲家、瑜伽教练。他致力于帮助他人达到身体和精神的统一，从而发挥自己最大的潜力。在疗愈自己和自爱这个话题上，他极具感染力和热情。他理论基础雄厚扎实，熟练掌握且融会贯通古代形态冥想、沉思疗法、呼吸疗法及植物营养学这几大学科，为更好地生活提供方案和途径。西蒙尼游历全球，与全球各界人士分享其在疗愈、精神健康和美好生活方面的经验。他帮助过超过500家公司和非营利性组织，如果您想进一步了解西蒙尼，请登录他的个人网站SahDSimone.com，或者浏览他的Instagram主页，@SahDSimone。